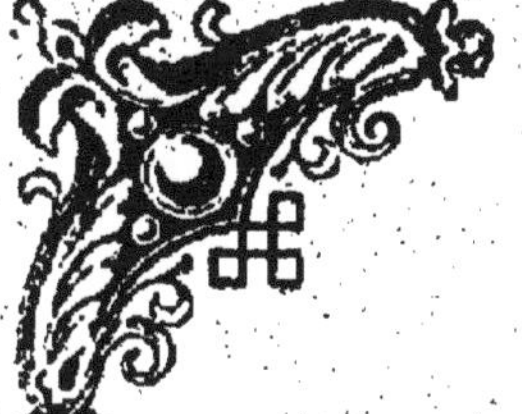
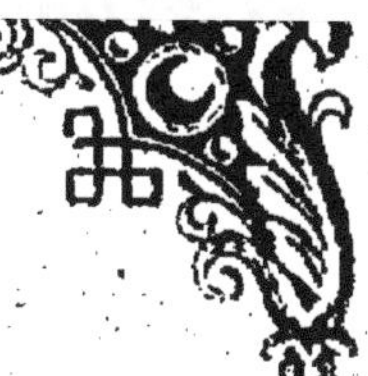

LA MÉDECINE JOURNALIÈRE

SOINS D'URGENCE EN CAS D'ACCIDENTS ET DE MALADIES A INVASION SUBITE
MALADIES COMMUNES
HYGIÈNE ET MÉDECINE DE L'ENFANCE

par le Dr d'ESPAU

PRIX : UN FRANC

BOIS-COLOMBES (Seine)
[IMPRIM]ERIE NOUVELLE — ASSOCIATION OUVRIÈRE
HUBERT, Gérant
1892

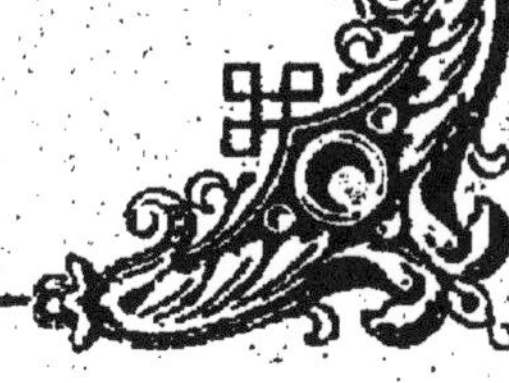

LA MÉDECINE JOURNALIÈRE

LA
MÉDECINE
JOURNALIÈRE

SOINS D'URGENCE EN CAS D'ACCIDENTS ET DE MALADIES A INVASION SUBITE
MALADIES COMMUNES
HYGIÈNE ET MÉDECINE DE L'ENFANCE

par le Dr d'ESPAU

PRIX : UN FRANC

BOIS-COLOMBES (Seine)
IMPRIMERIE NOUVELLE — ASSOCIATION OUVRIÈRE
HUBERT, Gérant
1892

LA MÉDECINE JOURNALIERE

L'ouvrage que nous offrons au public est éminemment pratique.

On y trouvera l'indication du Traitement qu'on peut appliquer en toute sécurité dans une circonstance pressante, le Traitement des Maladies vulgaires et le moyen de les connaitre.

Les personnes qui ne peuvent pas avoir immédiatement recours à un Médecin auront dans ce Livre tous les conseils nécessaires pour suppléer à l'ordonnance du praticien.

Toutes les formules sont appuyées sur l'autorité des Médecins des Hôpitaux de Paris.

PREMIÈRE PARTIE

PREMIERS SOINS

A DONNER AUX MALADES ET AUX BLESSÉS

La Société d'Hygiène, dans une brochure récente, a exposé d'une façon simple et méthodique les premiers soins à donner aux malades et aux blessés. Nous ferons à ce Mémoire de fréquents emprunts.

Soins généraux en cas d'accident

Dès qu'un accident se produit la première pensée doit être de chercher où placer provisoirement la victime. Il faut lui procurer un abri qui réunisse deux conditions : l'Hygiène et la Sécurité.

La tranquillité autour du sinistré doit être absolue et complète.

La position donnée à la victime d'un accident doit être toujours horizontale, la tête plutôt un peu basse.

La soif du malade est souvent très vive. Ne lui donnez que de l'eau, en petite quantité, pure ou légèrement sucrée.

Transport

« Lorsqu'on relève un malade atteint de fracture, dit le
» Dr Bourneville, un aide, le plus habile, se consacre exclu-
» sivement au membre fracturé. Il prend les deux frag-
» ments de ce membre et si ces fragments forment un angle
» très aigu, il essaie d'abord de rendre au membre sa direc-
» tion normale, mais, si dans cette opération il rencontre la
» moindre résistance, il se garde d'insister et, saisissant so-
» lidement le membre fracturé au dessus et au dessous de la
» fracture, une main sur le membre, l'autre dessous, il sou-
» lève en s'efforçant d'éviter tout frottement entre les extré-
» mité brisées. A ce moment, les infirmiers chargés de l'aider
» soulèvent le corps du malade et le disposent sur le bran-
» card ou sur le lit; le membre fracturé a été soulevé le pre-
» mier, il doit être déposé le dernier.

» Si le blessé doit être transporté sur un brancard, il faut
» disposer de chaque côté du membre fracturé des coussins,
» des oreillers ou des pièces de linge qui forment à ce mem-
» bre une sorte de lit gouttière dans lequel les fragments
» ne pourront pas se mouvoir l'un sur l'autre. Il pourrait
» arriver, en effet, que les fragments osseux pointus vins-
» sent perforer la peau et transformer ainsi la fracture
» simple en fracture compliquée beaucoup plus grave. »

Pour monter un escalier, l'homme qui tient l'extrémité correspondant à la tête doit passer le premier; pour descendre, il passe le dernier.

En cas de fracture du membre inférieur, on doit faire passer les membres inférieurs en avant dans la montée et en arrière dans la descente pour éviter que le poids du corps ne vienne agir sur la fracture.

Préhension du Blessé

Pour soulever un blessé et le mettre sur un brancard, plusieurs aides sont nécessaires. Deux se placent du même côté du blessé ; l'aide de la tête passe les mains sous le dos du malade, l'autre sous les jambes et les fesses. Si le blessé a sa connaissance il saisit autour du cou le premier sauveteur, c'est-à-dire celui placé le plus près de sa tête; la troisième personne glisse le brancard sous le blessé. Pour qu'il ne se produise aucun heurt, on fixe le membre blessé avec des coussins, des couvertures, etc.

Le transport peut s'effectuer à bras d'homme.

Deux sauveteurs se placent de chaque côté du blessé, la face tournée vers lui ; ils passent une main sous le siège du malade, l'autre derrière le tronc. Ils soulèvent ainsi le blessé qui leur passe le bras autour du cou. Un troisième sauveteur supporte le membre blessé.

Il est souvent utile de déshabiller plus ou moins complètement le blessé. Il est toujours bon de détacher les vêtements qui serrent le cou, la poitrine, le ventre, opération ordinairement sans difficultés; il est parfois moins commode de retirer les manches de la veste, les jambes du pantalon, les chaussures; si vous ne pouvez les retirer sans des souffrances trop grandes, fendez la veste, les pantalons et les souliers.

Le blessé est le plus souvent recouvert d'une sueur abondante. Il est de plus, s'il a perdu trop de sang, très sensible au moindre froid. Essuyez donc doucement la sueur qui le baigne, jetez sur lui une couverture ou quelque habit, placez-le à l'abri de tout courant d'air, chauffez, si vous le pouvez, la pièce où on le transporte. Évitez-lui, en un mot, les graves dangers d'un refroidissement.

La propreté la plus minutieuse est, pour toutes les plaies, la condition la plus indispensable de la guérison. La moindre malpropreté peut infecter, envenimer la plaie la plus légère et y provoquer des complications extrêmement graves.

Signes de la mort

Le blessé demeure inerte en vos mains, les paupières à demi entr'ouvertes et ne laissant voir que le blanc du globe oculaire. Pour s'assurer de la mort réelle, on applique l'oreille sur la poitrine, dans la région du cœur, on constate que les battements ont cessé, une glace placée à peu de distance de la bouche n'est plus ternie par l'humidité de l'haleine.

CONTUSIONS. ENTORSES. LUXATIONS

Entourez la partie atteinte de compresses ou mouchoirs propres imbibés d'eau fraîche et maintenus par une bande faiblement serrée.

Gardez-vous des applications irritantes et malpropres : les teintures, l'extrait de saturne, l'eau bouillante, l'urine.

La contusion provient ordinairement de coups et de chutes. Il se produit une bosse, une ecchymose avec coloration violacée en jaune brun des tissus, une bosse sanguine avec épanchement de sang, ou, enfin, le broiement des parties profondes qui est beaucoup plus grave ; la contusion du cerveau entraîne la perte de connaissance ; la contusion des poumons provoque les crachements de sang ; celle du ventre la formation des hernies ; celles de l'œil de vives douleurs ; la contusion profonde des reins s'accompagne de douleurs qui se propagent dans les parties génitales et occasionne l'engourdissement de la cuisse correspondante ; l'urine est mêlée de sang.

Dans les contusions de l'œil, bains de pieds sinapisés ; compresses d'eau froide sur l'œil.

Dans les contusions de la poitrine, repos absolu du malade, demi-lavements laxatifs.

Dans les contusions des reins, coucher le malade sur le côté non douloureux, le maintenir ainsi au moyen de coussins, d'oreillers, bains de pieds sinapisés, vessies de glace sur la région des reins.

COMMOTION CÉRÉBRALE

Si le choc a été violent, le blessé éprouve des éblouissements, des bourdonnements d'oreilles, des étourdissements, un affaissement général, une sorte d'hébétude ; la commotion étant plus grande, elle produit la pâleur de la face, la perte de connaissance.

Quand il y a contusion du cerveau, le blessé perd connaissance, la respiration est gênée et la parole embarrassée.

Premiers secours

Desserrer les vêtements, mouiller le front et les tempes avec de l'alcool camphré; frictionner les membres; sinapismes sur les membres; faire respirer de l'alcali.

Ne donner des boissons que lorsque le blessé a repris connaissance ; infusion de tilleul, de mélisse.

Entorse

L'Entorse est ordinairement produite par un faux pas, un faux mouvement.

Douleur atroce, rougeur et gonflement des parties, impuissance du membre.

La Luxation est le déplacement des os d'une articulation.

Il est impossible de mouvoir le membre qui prend une attitude spéciale et dont la longueur est modifiée par rapport avec le côté sain. Compresses froides et attendre le médecin.

FRACTURE DES OS

Une fracture se reconnait : 1° Par la déformation du membre. — 2° Par une mobilité anormale. — 3° Par une douleur violente à la pression dans un point limité. — 4° Par une crépitation particulière qui se perçoit lorsque les deux extrémités de l'os brisé frottent l'une contre l'autre.

La fracture est simple quand il n'y a pas de plaie ; compliquée quand il y a plaie profonde des parties molles au niveau de la fracture.

Fracture simple

1° Saisir le membre au dessus et au dessous de la fracture

et le ramener avec précaution dans sa position naturelle sans chercher à adapter exactement les fragments.

2° Immobiliser la fracture à l'aide d'un appareil provisoire. On entoure le membre de ouate, de laine, de mousse, etc., et on le maintient rigide au moyen des attelles dont on dispose (cartons, planchettes, etc.).

Pour les fractures de la jambe, les attelles iront du pied jusqu'au genou ; pour la cuisse, elles s'étendront dans toute la longueur du membre, des pieds à la hanche.

Elle peuvent être appliquées par dessus les vêtements.

DES FRACTURES EN PARTICULIER

Fracture du Crâne

La fracture du crâne s'accompagne ordinairement des symptômes de contusion cérébrale contre lesquels il faut diriger les premiers secours comme c'est indiqué plus haut.

Un écoulement de sang par l'oreille, la bouche, le nez, des taches de sang dans le blanc de l'œil, dans la peau des paupières, sont des signes de fracture.

Fracture de la Colonne vertébrale

Symptomes. — Perte de connaissance et de mouvement des membres ; respiration pénible, ventre ballonné, siége de la blessure très douloureux ; le blessé laisse échapper l'urine et les matières fécales.

Premiers secours

Coucher le blessé sur un matelas placé sur le sol, sans élever la tête ; le maintenir dans une immobilité complète ; baigner le visage d'eau de Cologne ou d'eau vinaigrée.

Fracture du Bras

Causes. — Coups, chutes sur le coude.

SYMPTOMES. — Bras déformé, souvent raccourci, restant fixé au corps.

SECOURS. — Fléchir l'avant-bras, le pouce en l'air, placer trois ou quatre attelles allant de l'épaule au coude, soutenir le bras dans une écharpe.

Fracture de l'Avant-Bras

CAUSES. — Coups, chutes.

SYMPTOMES. — Déformation, mobilité anormale.

SECOURS. — Fléchir le bras, le pouce en l'air. Placer deux attelles l'une en dedans depuis le coude jusqu'au bout des doigts, l'autre en dehors allant du coude au poignet. Bien rembourrer les attelles. Mettre le bras dans une écharpe.

Fracture du Poignet et de la Main

SYMPTOMES.— Douleur, enflure, déformation et saillie sur la ligne des os.

SECOURS. — Etendre avec un bandage la main sur une planchette ou attelle et suspendre le bras dans une écharpe.

Fracture de la Cuisse

SYMPTOMES. — Douleur, perte d'usage de la jambe, déformation, genou en dehors. — Raccourcissement de 20 centimètres.

PREMIERS SECOURS. — Ramener le membre dans sa position normale. Pour cela, pendant qu'un aide tient la cuisse fortement embrassée dans ses deux mains pour la retenir dans une position fixe, opérez une traction soutenue mais non violente sur le pied. Mettre ensuite deux attelles, l'une interne, l'autre externe, allant de la hanche au talon. Fixer ensuite le membre à la jambe valide.

Fracture de la Jambe

Douleur, perte d'usage du membre, déformation, saillie sur l'os au toucher.

Secours.— Placer deux attelles, l'une en dehors et l'autre en dedans et tenir le membre élevé.

Fracture de la Jambe et du Pied

Symptomes. — Douleur, enflure, saillie osseuse.

Secours. — Position élevée du pied. Appliquer de l'eau froide.

Fracture des Côtes

Symptomes. — Respiration et pressions locales douloureuses, quelquefois, crachement de sang.

Secours. — Entourer le tronc d'un bandage un peu serré, afin d'immobiliser les côtes.

Fracture de la Rotule

Symptomes. — Impossibilité de se tenir sur la jambe; creux sur le genou.

Secours. — Etendre la cuisse et la jambe et appliquer un bandage croisé; éviter tout mouvement.

DES PLAIES

Il faut distinguer les plaies par instruments tranchants et par instruments piquants, les plaies accompagnées de contusions, plaies par armes à feu, par arrachement, par broiement; enfin, les plaies empoisonnées.

Plaies par les instruments tranchants, piquants; par armes à feu

On écartera toute pièce de vêtement, on coupera tout lambeau d'étoffe en contact avec elle. On évitera de la toucher, de la palper avec les doigts. On n'introduira dans la plaie aucun instrument sous quelque prétexte que ce soit.

Si elle n'est pas parfaitement propre, on la lavera pour la débarrasser des impuretés (terre, sable, boue). Pour procéder à ce nettoyage, on se servira d'un linge très propre et d'eau absolument pure, filtrée ou bouillie de préférence. Il est préférable de couper l'eau quelle qu'elle soit avec une solution antiseptique. Solution phéniquée 10/1000 ou solution de sublimé à 1 pour 2000.

Le linge dont on dispose étant imbibé d'une de ces solutions, on lave la plaie en y laissant couler par expression un filet d'eau; quant à la région saine qui l'entoure, on la frottera légèrement ensuite avec le linge mouillé.

Le lavage fait; gardez-vous bien d'appliquer sur la plaie : charpie, emplâtre ou linge d'une propreté douteuse. La recouvrir simplement d'un linge propre, trempé dans la solution antiseptique.

Dans le cas de blessure par arme à feu, on ne fera pas la moindre tentative d'extraction de la balle, même si elle est sous la peau. On évitera surtout de chercher à sonder la plaie pour savoir où la balle est logée.

Si la blessure produite par un instrument piquant ou un projectile d'arme à feu a pour siége la tête, la poitrine ou l'abdomen, il faut redoubler de précautions, car les membranes séreuses qui entourent le cerveau, le poumon, les intestins sont particulièrement sujettes à s'enflammer. On aura donc soin, dans ces cas, de ne pas laisser les blessures exposées à l'air; les désinfecter le plus vite possible.

Si la plaie est régulière et peu étendue, après l'avoir lavée on tâche de réunir les bords et de les maintenir accolés par des bandelettes de sparadrap. On saupoudre ensuite de salol et on recouvre d'un peu de ouate.

L'adhésion des deux bords de la plaie sera mieux obtenue par des bandelettes de tarlatane collées avec du collodion.

Si le malade paraît s'affaiblir beaucoup, on lui fait prendre quelques cuillerées de cordial (cognac, chartreuse, etc.).

Hémorragies.

Évitez dans les cas d'hémorragie l'usage du perchlorure de fer, de l'eau bouillante, du vinaigre, des toiles d'araignées, l'emploi des premiers chiffons venus qui vous tombent sous la main.

Ces moyens sont inefficaces et dangereux.

Trois cas sont à considérer dans les hémorragies : le sang vient d'un membre; — le sang vient de la tête, du cou, du tronc, de l'aisselle, de l'aine ; — le sang vient de l'intérieur du corps.

Quelle est la conduite à tenir dans les trois cas?

1º *Le sang vient d'un membre.* Le moyen que vous devez essayer tout d'abord est la compression directe. Appuyez sur la plaie un linge aussi propre que possible plié en plusieurs doubles. Maintenez-le exactement appliqué avec l'extrémité des doigts. Ne craignez même pas d'enfoncer un peu le bout du doigt dans la plaie, pour que l'application soit plus exacte. Presque toujours cette simple compression suffira pour arrêter l'hémorragie. Mais si l'hémorragie est sérieuse, si le sang est sorti en jets saccadés, gardez-vous de suspendre la pression quand vous voyez le sang arrêté. Ayez la patience de laisser le linge appliqué en appuyant toujours jusqu'à l'arrivée du médecin.

Quelquefois, malgré le soin avec lequel vous ferez cette compression directe, l'écoulement du sang continuera, il percera le linge, si épais qu'il soit, et ruissellera quand même. Continuez à maintenir aussi exactement que possible la compression, mais, de plus, faites appliquer sur le membre, au dessus du point d'où vient le sang, une ligature très serrée. Evitez d'employer pour cela une ficelle ou tout autre lien étroit qui pourrait sectionner la peau.

Pour appliquer cette ligature, vous vous servirez d'une bande, d'une ceinture, d'un foulard ; on peut augmenter la constriction produite en tordant le lien au moyen d'un bâtonnet que l'on introduit entre lui et la peau et que l'on tourne ; c'est ce qu'on appelle le garrot.

La bande hémostatique en caoutchouc constitue encore un lien plus pratique que le garrot.

Toutes les fois que vous avez été forcé d'appliquer une forte ligature, vous devez tout faire pour avoir au plus vite le secours d'un médecin, car maintenir ainsi trop longtemps le blessé serait inévitablement le vouer à des accidents de gangrène.

Ne jamais employer cette méthode dans les hémorragies légères.

2º Le sang vient de la tête, du cou, de la poitrine, du ventre, de l'aisselle, de l'aine.

La compression directe est ici la seule ressource ; il faut donc l'employer avec un redoublement d'énergie. Maintenez la compression en plaçant le linge en tampon et les doigts exactement sur la plaie.

N'interrompez pas cette compression pour changer le linge traversé par le sang. Ne l'interrompez pas, même si l'hémorragie semble s'arrêter.

3o Le sang vient des cavités splanchniques.

Dans ces hémorragies, la compression directe et la ligature à distance sont également impossibles. La seule ressource à laquelle vous soyez à peu près réduit est de faire boire au blessé quelques gorgées d'eau très fraîche et de lui assurer le plus d'air possible.

Des ligatures appliquées aux quatre membres en diminuant la circulation générale constituent parfois un moyen précieux.

Il sera question de quelques hémorragies en particulier à l'étude des symptômes.

Plaies du Ventre

Quand il s'agit de l'estomac, il s'échappe par la plaie des matières alimentaires mêlées de sang. Il y a des vomissements de sang, des pertes de connaissance réitérées.

S'il s'agit de diaphragme, la respiration est convulsive, accompagnée de hoquet et de toux fréquente.

Le foie laisse écouler un sang noir, épais ; la respiration est pénible, anxieuse, le ventre est ballonné.

L'intestin blessé laisse écouler par la plaie des matières fécales ; le visage est défait et crispé, les extrémités froides.

Quand il s'agit du rein, les urines sont sanguinolentes.

Appeler en toute hâte le médecin.

Plaies de l'Œil

Faire fermer l'œil et appliquer sur la paupière une petite bandelette de sparadrap qui en assure l'immobilité. On recouvre d'une fine compresse mouillée d'eau fraîche et d'un bandeau peu serré.

Plaies par instruments piquants

Elles donnent ordinairement peu de sang, mais sont très douloureuses.

Laver la plaie et recouvrir d'un peu de diachylon.

Les petites plaies que détermine l'introduction sous les ongles ou dans la pulpe des doigts, d'aiguilles, d'épingles, d'échardes sont très douloureuses et exigent des soins particuliers. Il faut extraire le corps étranger et tremper ensuite le doigt dans un liquide antiseptique. Pour extraire le corps étranger sans douleur, faire l'anesthésie locale avec le chloréthyle Bengué.

Plaies par arrachement et par broiement

S'il n'y a pas d'hémorragie, contentez-vous d'un pansement fait avec toutes les précautions de propreté et d'antisepsie.

S'il y a hémorragie, la compression sur place étant le plus souvent impossible, c'est à la ligature du membre au milieu du bras ou de la cuisse et au-dessus de la plaie qu'il faut avoir recours.

Il arrive parfois que le membre broyé ne tient plus que par quelques filaments. Un coup de ciseaux suffirait pour en débarrasser le blessé. Gardez-vous bien de le faire. Ces quelques filaments sont le plus souvent des vaisseaux sanguins qui ont seuls résisté. En les coupant, vous aurez une épouvantable hémorrhagie.

Empêcher le malade de prendre froid, le réchauffer, le stimuler. Éviter de lui donner à boire en abondance. Si la torpeur du blessé exige absolument un cordial, donnez de préférence du café, du thé chaud additionnés d'un peu de rhum et de cognac.

Plaies empoisonnées

Sous ce nom, il faut entendre les plaies qui sont compliquées de l'inoculation d'une matière septique : « Morsures de vipère, de chien enragé ! »

1o Appliquez immédiatement une ligature avec un lien

quelconque entre la plaie et le cœur pour s'opposer au transport par les veines.

2° Mettez la plaie à nu, lavez-la à grande eau et cautérisez-la avec un liquide caustique (alcali), ou mieux au fer rouge.

3° On peut aussi opérer la succion de la plaie soit avec la bouche si l'on n'a pas la moindre écorchure des lèvres, de la langue ou des gencives, soit plutôt à l'aide d'une ventouse.

Donnez également du café fort, du thé, du rhum, et si le malade ne peut avaler, administrez-lui un lavement d'un demi-litre de café.

Enfin, on le frictionne énergiquement sur le tronc et les membres, soit avec une flanelle chaude, soit simplement avec la paume de la main.

DES BRULURES

En raison des douleurs extrêmement vives que les brûlures entraînent, on ne doit les traiter qu'avec des ménagements excessifs.

Évitez avec soin de déchirer les vésicules qui se sont produites et qui protègent la surface brûlée contre l'action de l'air. Si ces vésicules sont déchirées, gardez-vous bien d'enlever la pellicule mince affaissée qui continue à recouvrir les tissus. C'est surtout en désabillant le brûlé qu'il faut être attentif pour ne pas enlever les vésicules, ou enlever des lambeaux d'épiderme.

N'appliquez jamais sur la brûlure des liquides irritants (Encre, vin, huile chaude).

L'eau fraîche et souvent renouvelée est le meilleur et le plus calmant de tous les pansements provisoires.

Les brûlés ont toujours une tendance à prendre froid et leurs refroidissements sont extrêmement dangereux. Vous devez donc exercer à cet égard, dans les brûlures étendues la plus grande attention.

En dehors des brûlures extérieures, on a parfois affaire dans les cas d'accidents par les explosions de gaz, de chaudières à vapeur, à la brûlure de la bouche, des fosses nasales, de la gorge : quelques gorgées d'eau fraîche ou de lait constituent alors un bon moyen de calmer une cuisson très vive et très pénible.

Dans les brûlures étendues portant sur une grande partie du corps, il faut plus que jamais attacher une grande importance à éviter les refroidissements. Au lieu d'eau fraîche qui, appliquée sur une grande surface contribuerait au refroidissement, vous pouvez vous servir alors de pulpe de pomme de terre râpée.

Il est bon aussi, s'il n'existe pas de brûlure de la bouche, de donner au brûlé une infusion chaude de thé ou de café noir pour dissiper la torpeur dans laquelle il se trouve souvent à la suite du choc traumatique et de la violente douleur éprouvée.

Brûlures produites par des liquides corrosifs tels que acides

Laver la brûlure à grande eau de préférence avec de l'eau de savon.

INSOLATION

Portez le malade à l'ombre dans un endroit frais, retirez-lui sa coiffure surtout s'il s'agit d'une coiffure militaire. Desserrez les vêtements qui peuvent le gêner en particulier au niveau du cou.

Appliquez sur la tête des compresses d'eau très froide, de glace pilée. Pratiquez sur tout le corps des frictions avec de l'eau froide. Enfin, si les mouvements respiratoires sont complètement suspendus, faire la respiration artificielle en ayant soin de la prolonger longtemps.

Jamais, après une insolation, le malade ne doit rentrer à pied chez lui. Il est toujours nécessaire qu'il reçoive les conseils d'un médecin, si passagers, si légers même qu'aient été les accidents. — Souvent, en effet, l'insolation prédispose à la congestion cérébrale et nécessite un régime et un traitement préventif que le médecin peut seul prescrire.

FULGURATION

Les individus atteints par la foudre offrent des lésions à des degrés différents.

En général, ils perdent immédiatement connaissance. De plus, ils peuvent être paralysés du mouvement et du sentiment. A ces troubles graves viennent s'ajouter quelquefois des brûlures et des plaies.

Il est indiqué de ranimer le plus vite possible les forces du foudroyé : frictions, flagellations, affusions d'eau froide. On administre des lavements de café ; on fait prendre au malade des toniques et des cordiaux. Si le blessé ne respirait pas, — pratiquer la respiration artificielle.

Quand le foudroyé aura repris ses sens, on s'occupera de panser ses blessures et ses plaies.

CONGÉLATION

Évitez dans les cas de congélation totale ou partielle de placer d'emblée le malade dans une chambre chaude ou devant le feu ; le brusque passage du froid à la chaleur entraînerait des congestions et des gangrènes. Mettez-le dans une chambre froide qu'on échauffera progressivement.

S'il s'agit d'une congélation totale, déshabiller le malade en coupant rapidement ses vêtements raidis par le givre. On enlèvera avec précaution ceux des vêtements qui peuvent adhérer à la peau. Frictionner tout le corps au moyen de tampons de flanelle ou de serviettes chauffées, humectées de quelques gouttes d'alcool. Dès que la raideur aura disparu, pratiquer, si le malade ne respire pas spontanément, la respiration artificielle.

Ne lui faites rien boire avant qu'il n'ait repris ses sens. Ne pas donner d'alcool. Se contenter des boissons chaudes faiblement alcoolisées.

Dans les congélations partielles du nez, de l'oreille, des orteils recommande surtout les frictions douces et prolongées faites avec de l'huile et des linges non chauffés.

Empêchez toujours le malade de chauffer directement la partie atteinte.

SUBMERSION

Évitez de suspendre le noyé par les pieds sous le fallacieux prétexte d'évacuer l'eau qu'il a pu avaler. Pas de lavements ni de fumigations de tabac. Évitez toute secousse violente; ne donnez aucune boisson avant que la respiration soit complètement rétablie.

Déshabillez rapidement le noyé en coupant au besoin ses habits mouillés qui glissent mal et sont difficiles à défaire.

Trois indications à remplir :

Débarrasser la bouche et la gorge des mucosités et de l'eau qui les remplissent. — Rétablir la respiration. — Réchauffer le noyé.

1° Pour débarrasser la bouche et la gorge des mucosités et de l'eau qui les remplissent, couchez le noyé sur le côté droit. Essuyez aussi profondément que possible l'intérieur de la bouche, en y introduisant le doigt indicateur entouré d'un linge. Passez au besoin une plume propre assez profondément dans la gorge.

2° La bouche et la gorge une fois essuyées, et cette opération doit être faite en quelques secondes, le noyé est remis sur le dos. Alors on pratique la respiration artificielle par la méthode indiquée ci-dessous.

La respiration artificielle chez les noyés doit être prolongée pendant plusieurs heures. Elle doit être faite alors même que le noyé est resté submergé une heure et plus. Des rappels à la vie ont été obtenus au prix d'efforts persévérants dans des cas qui semblaient ne laisser aucun espoir.

Au cours de la respiration artificielle, la bouche et la gorge se remplissent souvent à nouveau de mucosités venues des parties profondes. Il n'y a pas d'inconvénient, tout au contraire, à suspendre quelques instants la respiration artificielle pour les enlever.

Tout en pratiquant la respiration artificielle, il est nécessaire de réchauffer le noyé. On le placera dans une pièce un peu chaude. On frottera ses jambes et ses cuisses avec des serviettes chauffées. On placera des boules pleines d'eau chaude de chaque côté du ventre et de la poitrine. Des flanelles, des couvertures chaudes fréquemment renouvelées seront jetées sur le malade. Mais tout cela doit se faire sans interrompre ni entraver la respiration artificielle.

A défaut de boules et de flanelles chaudes, on peut entourer le noyé de briques chauffées, mais il faut avoir soin de ne pas les mettre trop chaudes afin d'éviter les brûlures.

Respiration artificielle

La respiration artificielle est une manœuvre qui a pour but de faire entrer l'air dans la poitrine et de l'expulser au moyen de ses deux actes naturels, qu'on appelle inspiration (absorption de l'air), et expiration (expulsion de l'air); la respiration artificielle se pratique ordinairement suivant deux méthodes : celle de Sylvester et celle de Pacino.

Méthode de Sylvester

On couche le noyé sur le dos en glissant sous ses épaules un coussin ou un objet capable d'y suppléer de façon à mettre la poitrine dans une position plutôt élevée.

L'opérateur se place à la tête du noyé. Il saisit les deux bras du patient au dessus du coude, les soulève et les ramène horizontalement en arrière, puis il les met le long du thorax, sur lequel il exerce une légère pression.

Insufflation

L'insufflation est une injection d'air faite directement dans les poumons.

L'insufflation doit être faite de bouche à bouche en appliquant ses lèvres sur les lèvres du noyé, et on lui souffle fortement et à intervalles réguliers dans la bouche.

Pendaison. — Étranglement

La première chose à faire en face d'une personne pendue ou étranglée par un lien, c'est de couper la corde qui soutient le pendu ou le lien qui a causé l'étranglement.

Ce conseil pourrait paraître puéril s'il n'existait malheureusement encore dans certains pays un préjugé qui veut qu'on ne touche pas au corps avant d'avoir prévenu les autorités.

Le lien coupé, s'il s'agit d'un pendu, on descend le corps en le soutenant pour éviter toute secousse ; on le débarrasse de tout vêtement susceptible de gêner la respiration et la circulation ; on l'étend horizontalement dans un lieu aéré.

Si la face est pâle et que les apparences soient celles de la syncope, on aura recours au traitement approprié à cet accident.

Si, au contraire, la face est rouge, congestionnée, on fera des applications de glace sur la tête, on mettra des sinapismes aux membres inférieurs.

Dans les cas où la respiration n'est pas complètement abolie, on se bornera à faire des frictions avec une flanelle, de préférence au niveau de la région du cœur ; on projettera de l'eau froide sur le visage du malade.

Dans les cas de mort apparente, il faut recourir à la respiration artificielle.

Aussitôt que le patient aura repris ses sens, on lui administrera des boissons chaudes : thé, café, légèrement additionnées de rhum ou de cognac.

Asphyxie

L'asphyxie peut provenir de l'impossibilité de respirer, compression de la poitrine ou obstruction des voies respiratoires, ou de la privation d'air, séjour prolongé dans un endroit contaminé ; elle peut aussi être le résultat d'absorption de gaz ou de vapeurs délétères.

Si les voies respiratoires sont libres :

1° Exposez le malade au grand air ou dans une pièce bien aérée, la tête élevée.

2° Enlevez les vêtements qui recouvrent la poitrine et l'abdomen, desserrer tout ce qui peut entourer le cou.

3° Faire sur tout le corps des frictions avec une flanelle imbibée d'alcool ; essuyez avec des serviettes chaudes.

4° Projetez de l'eau sur le visage, frappez fortement la paume des mains et la plante des pieds.

5° Pratiquer de suite la respiration artificielle ; continuez-la jusqu'à ce que les mouvements respiratoires soient revenus d'une façon continue.

Evitez les lits chauds, l'exposition au soleil, la respiration de substances irritantes : ammoniaque, alcool camphré.

Corps étrangers de l'Oreille

Evitez de faire des tentatives pour l'enlever avec un instrument quelconque.

Avoir recours à des injections d'huile, qui suffisent la plupart du temps à ramener le corps étranger au dehors.

Corps étrangers dans l'Œil

Evitez de vous confier aussi facilement qu'on le fait parfois dans les ateliers à un camarade dont les doigts sont malpropres et dont les ongles recèlent des poussières dangereuses.

Evitez aussi l'intervention d'une personne inexpérimentée qui se servira d'un objet pointu pour retirer un corps étranger de l'œil.

Evitez de regarder la lumière vive d'une flamme ou d'une lampe.

Pour extraire un corps étranger de l'œil, il faut :

1° Soulever la paupière et faire souffler à plusieurs reprises dans la direction des angles de l'œil.

2° Plonger l'œil dans un bain d'eau fraîche en écartant la paupière et en tenant la tête baissée.

3° Si le corps étranger est nettement visible, on pourra le laisser toucher et conduire en dehors à l'aide d'un corps mousse (d'une bague par exemple). S'il résiste par suite de la pénétration dans les tissus de l'œil, on pourra en approcher un aimant : souvent on l'amènera ainsi aisément au dehors.

Corps étrangers dans les fosses nasales

Essayez d'abord de faire respirer un peu de tabac à priser par la narine restée libre. L'éternuement imprimera une brusque secousse à la tête et une expiration saccadée qui peut suffire parfois à expulser le corps étranger de la narine.

On peut recourir encore aux injections d'eau tiède, en ayant soin de faire ces injections dans la narine restée libre; le liquide, en retombant dans la narine engorgée, aura chance de pousser et d'entraîner avec lui le corps étranger.

Pour ces injections, on peut se servir de l'irrigateur Eguisier.

Corps étrangers des voies digestives

Un morceau d'os, une arête de poisson, une bouchée de pain ou de viande, une cerise, un noyau, etc., sont généralement les corps étrangers qui peuvent s'introduire dans l'œsophage.

Faites boire au malade un peu d'eau tiède dans laquelle vous aurez délayé une bonne quantité de miel, ou bien faites boire de l'huile d'olive pure.

Si ce moyen est impuissant, chatouillez la luette avec une barbe de plume, ou bien, à l'aide des doigts, provoquez le vomissement.

Corps étrangers de l'Estomac

Souvent il suffit de chercher tout d'abord à provoquer les vomissements en chatouillant la luette à l'aide d'une barbe de plume ou avec les doigts; faites ingérer de l'eau tiède en grande quantité, mélangée d'huile d'olive.

Corps étrangers des voies respiratoires

Souvent il suffit d'un léger tapotement fait avec la main ouverte sur le dos du malade.

On peut encore employer, si l'état du malade le permet, les moyens indiqués pour chasser les corps étrangers de l'estomac.

Corps étrangers de la Peau

Ce sont des échardes, des épines, des morceaux de verre, des épingles, des pointes d'aiguille.

Essayez d'extraire le corps étranger à l'aide d'une petite pince, avec une épingle dont on se servira comme levier. Mais évitez d'insister trop longtemps dans vos tentatives.

HERNIES

Faites coucher le malade sur le dos. Placez la tête plutôt basse, les jambes serrées et repliées sur les cuisses, qui se rapprocheront du ventre, se repliant elles-mêmes sur le bassin. Le malade ainsi posé, opérez une douce pression sur la tumeur herniaire afin de la faire rentrer dans le ventre.

Si vous ne réussissez pas, faites mettre le malade dans un grand bain. Pendant le bain, le malade pourra lui-même malaxer légèrement sa hernie, afin de la réduire. Evitez surtout l'exagération de ces manœuvres.

Si l'on n'a obtenu aucun résultat, on met le malade au lit et l'on applique sur la tumeur herniaire une vessie pleine de glace ou des compresses d'eau glacée, puis, en toute hâte, on prévient le médecin.

CHUTE AVEC PERTE DE CONNAISSANCE

Syncopes, défaillances, étourdissements, évanouissements, faiblesses

Sous ces noms on désigne un état caractérisé par une suspension plus ou moins complète ou plus ou moins longue des mouvements du cœur, d'où résulte un arrêt des mouvements et des phénomènes respiratoires.

Causes prédisposantes. — La syncope reconnaît comme causes prédisposantes le tempérament nerveux, surtout chez la femme et, en particulier, chez la femme grosse très fréquemment sujette aux syncopes ;

2° Les maladies chroniques amenant à leur suite une débilitation extrême ;

3° Les maladies du cœur et, en particulier, l'insuffisance aortique.

Causes occasionnelles. — Elle s'observe sous l'influence de causes occasionnelles très variées : ainsi une hémorragie, une émotion vive, une douleur interne, l'indigestion de certains aliments, l'action nauséeuse produite par un vomitif, une indigestion peuvent amener une syncope.

Celle-ci, chez les individus très nerveux, peut être due à une simple piqûre ou même à la vue du sang qui s'écoule, au récit d'une opération. Souvent la syncope est précédée de sentiments de faiblesse, de bourdonnements d'oreille, sueurs froides, obnubilation de la vue et de l'ouïe.

Parfois, c'est subitement que l'on tombe en état de syncope et, dans ce cas, tous les symptômes observés sont ceux de la mort apparente, pâleur de la face, disparition du pouls, abolition presque complète de la respiration, refroidissement des extrémités. Cet état ne dure guère plus d'une minute. Chez les femmes nerveuses il peut se prolonger plus longtemps.

Pronostic de la syncope. — Le pronostic est presque toujours bénin; il peut offrir une gravité dans le cas de maladie de cœur et d'hémorragie grave.

Diagnostic. — La syncope doit être distinguée de l'apoplexie et de l'asphyxie où l'on trouve aussi la perte de connaissance.

Se rappeler que dans l'apoplexie les mouvements de la respiration et les mouvements du pouls persistent.

L'asphyxie est déterminée par l'arrêt de la respiration et caractérisée par la couleur noire du visage, l'aspect violacé de la face et du visage ; les circonstances qui l'ont produite la feront facilement reconnaître.

Traitement de la syncope. — Desserrer les vêtements, aérer la chambre, mettre dans une position horizontale, frictionner la peau, les extrémités, faire respirer du vinaigre, de l'éther, cingler le visage avec un mouchoir imbibé d'eau froide.

Si la crise de syncope se prolonge, mettre sur le creux de l'estomac un linge trempé dans l'eau chaude, donner un lavement excitant avec une cuillerée de sel de cuisine.

Faire la respiration artificielle comme il a été indiqué plus haut.

A côté de la syncope nous devons placer la perte de connaissance par anémie cérébrale, et qui réclame le même traitement.

Les causes de l'anémie cérébrale sont les hémorragies, les maladies de longue durée, métrorragies, chlorose, etc.

Dans l'anémie à forme rapide (hémorragie), le sujet a du vertige, des éblouissements, des bruissements d'oreilles ; il se refroidit et perd connaissance, sa pâleur est extrême, le pouls petit, inégal, la respiration est ralentie.

Parfois convulsions générales et syncope mortelle.

Dans l'anémie lente, habituelle, la céphalalgie, les vertiges, les palpitations, l'insomnie et un abattement général, des syncopes, parfois une impressionnabilité exagérée en sont les symptômes principaux.

Diagnostic. — Ne pas confondre avec une congestion cérébrale, se baser sur les antécédents et l'état général affaibli.

Traitement. — Dans l'anémie subite, coucher par terre le malade, mettre des sinapismes aux mollets, donner un peu de sirop d'éther.

Dans l'anémie secondaire des maladies aiguës, donner une alimentation sagement réglée et des toniques.

Le malade ne doit pas se lever tant qu'il éprouve des vertiges et des éblouissements en s'asseyant sur le lit ; sinon, il pourrait avoir une syncope.

Dans l'anémie de la convalescence, faire usage du vin tonique de Baumé.

APOPLEXIE. — CONGESTION. — COUP DE SANG

L'apoplexie est caractérisée par la perte subite du mouvement et de la sensibilité, avec conservation de la respiration et de la circulation.

Les causes ordinaires sont : l'hémorragie cérébrale, la congestion cérébrale, les commotions du cerveau, etc.

L'apoplexie est caractérisée par la soudaineté des accidents, attaque.

2o La généralité des phénomènes, perte de connaissance, résolution musculaire complète, abolition des perceptions sensitives.

Le cœur bat avec force.

La respiration est ronflante.

Diagnostic. — Distinguer de la syncope où la circulation et la respiration font défaut.

Distinguer de l'ivresse par l'odeur alcoolique caractéristique.

Traitement. — Coucher le malade la tête haute dans une chambre vaste et aérée. Desserrer les vêtements. Sur la tête compresses d'eau fraîche. Sinapismes aux jambes. Donner le lavement purgatif suivant :

Feuilles de séné, 10 ; Sulfate de soude, 15 ; Eau, 250.

Si c'est un homme fort, vigoureux, mettre des sangsues à la partie interne des cuisses.

Nous donnerons quelques notions sur les maladies qui sont la cause ordinaire de l'apoplexie.

Congestion cérébrale

Les congestions actives du cerveau sont causées par l'insolation, le refroidissement, l'ivresse, les mauvaises digestions, les émotions vives, la suppression brusque d'un flux habituel, les veilles, les fatigues intellectuelles.

La congestion passive est causée par la strangulation, les efforts, les tumeurs du cou.

Les changements brusques de température y prédisposent.

Forme légère. — La forme légère est caractérisée par une lourdeur de tête céphalée, vertiges, photophobie, langueur intellectuelle et morale, pupilles rétrécies, yeux injectés, battements des artères, fourmillement des extrémités.

Forme grave. — La forme grave est caractérisée par de l'agitation, l'insomnie, le délire, les rêvasseries, les convulsions.

Chez le vieillard, les idées sont délirantes, le coma vient ensuite.

Forme apoplectique. — Dans la forme apoplectique, il y a perte subite et totale de la connaissance. Au bout de deux à trois jours, toute trace de maladie a disparu.

Pronostic. — (On ne confondra pas la congestion avec le vertige). Les graves insolations et refroidissements sont souvent accompagnés de congestion pulmonaire, la forme délirante peut entraîner une mort rapide.

Traitement. — Sinapismes aux jambes ; lavement purgatif. Eau froide sur la tête.

Diagnostic. — On ne confondra pas la congestion avec le vertige stomacal (celui-ci est accompagné de nausées), avec une légère hémorragie cérébrale ; les symptômes passagers de la congestion l'en distinguent ;

Avec l'épilepsie. La langue dans l'épilepsie a souvent des morsures. Dans la forme délirante, — songer au délire de l'ivresse.

Hémorragie cérébrale

1° Dans l'hémorragie ou apoplexie foudroyante, l'individu frappé tombe foudroyé C'est une masse inerte. La respiration est stertoreuse ; souvent évacuations fécales.

2° Dans la forme ordinaire ou paralytique, perte de connaissance, mais retour peu à peu ; il reste ordinairement une hémiplegie avec embarras de la parole.

3° Dans la forme paralytique, il y a hémiplégie sans perte de connaissance.

Diagnostic. — La congestion cérébrale sera distinguée par la disparition rapide de ses accidents ; le coma de l'épilepsie, par les antécédents et les morsures de la langue.

L'apoplexie par embolie ou caillot de sang a lieu surtout chez les jeunes gens affectés de maladies de cœur.

Nota. Au point de vue du traitement il est peu important de reconnaitre si l'apoplexie est causée par congestion, hémorragie ou embolie, les premiers secours à donner sont les mêmes.

Chez les vieillards, le ramollissement a souvent un début lent, le malade se plaint d'étourdissements, de céphalalgie, de vertiges, de fourmillements dans les doigts, d'engourdissement dans les pieds, la main devient inhabile.

Tenir les intestins libres.

COMA

On désigne ainsi un sommeil profond dont il est difficile ou impossible de faire sortir les malades. — Dans les cas légers, on peut réveiller le malade, il retombe ensuite dans le sommeil.

Ne pas confondre avec la syncope, avec l'ivresse (odeur alcoolique). On trouve le coma dans l'apoplexie, l'épilepsie, l'hystérie et dans l'urémie.

Vertiges. — Etourdissements. — Bourdonnements d'oreilles. — Bluettes lumineuses, surtout en baissant la tête

Causes. — Les commotions de la tête, les odeurs fortes, les salles de spectacle, l'insolation.

On distingue encore :

1° Le vertige stomacal, vertige de l'indigestion ; le malade voit tout tourner, mais il reste conscient ; — 2° le vertige de l'anémie ; — 3° le vertige de la congestion ; — 4° le vertige épileptique.

L'individu perd connaissance, se relève et ne se rappelle de rien.

Traitement. — Sinapismes, lavement purgatif. Dans l'anémie, pilules toniques amères du Dr Bengué.

IVRESSE

Alcoolisme aigu. — Faire vomir le patient comme s'il s'agissait d'un empoisonnement. L'estomac se dégage facilement par la titillation de la luette et l'emploi de l'eau tiède.

S'il s'agit d'un blessé dans un état d'ivresse qui paraisse dangereux, il faut en même temps qu'on panse ses blessures, lui administrer par gorgées à quelques minutes d'intervalle un verre d'eau légèrement sucrée, avec addition d'une cuillerée à café d'acétate d'ammoniaque.

INDIGESTION

L'indigestion peut être provoquée par des causes multiples : des émotions imprévues, le changement brusque de température, des exercices divers; l'usage du tabac auquel on n'est pas habitué, l'ingestion immodérée des glaces, un repas trop copieux.

Elle débute d'abord par un malaise avec pesanteur de l'estomac et mal de tête, puis surviennent des nausées, le hoquet, des renvois acides et enfin des vomissements accompagnés souvent de diarrhée.

Premiers secours. — Donner une infusion aromatique, provoquer les vomissements, en titillant la luette.

Faire coucher le malade pendant quelques jours, régime alimentaire modéré.

MALADIES A FORME CONVULSIVE

Attaque de nerfs. — Convulsions

On désigne ainsi des crises violentes survenant quelquefois sans motif apparent, mais provoquées par le chagrin, la colère, les émotions.

Desserrer les vêtements, éloigner les importuns, faire respirer du vinaigre, de l'éther, jeter quelques gouttes d'eau sur la figure.

La convulsion est caractérisée par des mouvements involontaires, désordonnés des muscles ou par leur rigidité apparente.

Il y a succession plus ou moins régulière de secousses motrices séparées par de courtes phases de résolution. (Convulsions chroniques) ou bien rigidité permanente (Convulsions toniques)

Etiologie. — Chez les enfants les convulsions sont provoquées par un embarras gastrique, la constipation, la colère, la diarrhée, la dentition, les vers.

Au début des fièvres éruptives, il peut y avoir des convulsions ; elles sont ordinairement peu graves.

Le *delirium tremens*, l'urémie, l'épilepsie, l'hystérie, la chorée, le tétanos, l'éclampsie sont des maladies qui se manifestent par des convulsions.

Diagnostic. — L'agitation des membres, la contracture des mâchoires, l'angoisse de la face, la coloration violacée, la fixité du regard, la déformation des traits, les troubles de la respiration les font reconnaître. Il ne faut pas les confondre avec l'agitation fébrile.

Traitement général. — Déshabiller le malade, lotionner la poitrine avec de l'eau fraîche. Faire respirer du chloroforme pur ou de l'éther. Eviter toujours les révulsifs. Bains calmants.

Aussitôt après la crise en chercher la cause pour en éviter le retour.

Aux enfants, donner un purgatif, s'il y a des troubles digestifs ; un vermifuge, s'il y a des vers.

Enfin, donner des sédatifs nerveux : aux enfants, un peu de bromure de sodium ; aux grandes personnes, du chlorodia.

Epilepsie

L'attaque d'épilepsie se produit brusquement ; le malade pousse un cri, il est précipité sur le sol tout d'une pièce. Puis la face s'injecte, l'écume paraît aux lèvres. Les convulsions analogues à des secousses provoquées par une série de décharges électriques, se montrent ensuite.

Contentez-vous d'empêcher le malade de se blesser en se heurtant contre les corps durs. Il faut le placer à terre sur un matelas ou de la paille et le surveiller. N'essayez pas de lui fléchir les membres qui se raidissent, on les briserait plutôt. Ne rien lui faire boire pendant les crises, pour éviter la suffocation.

Hystérie

Après une première période de malaises et d'oppressions, de constrictions à la gorge, de vertiges, le malade tombe. Le corps entier est agité de violents mouvements désordonnés, la respiration est bruyante, le délire tapageur et loquace.

Etendez à terre la malade. Maintenez-la, sans brutalité, après avoir desserré les vêtements. Surveillez attentivement les mouvements afin de lui éviter tout traumatisme. Humectez les tempes avec de l'eau fraîche.

Comprimez la région ovarienne au moyen de la paume de la main enfoncée profondément.

Faire respirer du chloroforme.

Quand la malade aura repris ses sens, lui donner une potion sédative. Bromure potassium, 5 gr.; Eau distillée, 100 gr.

Eclampsie

A la fin de la grossesse ou dans la première semaine qui suit l'accouchement, céphalalgie et albuminurie prémonitoires, trouble de la vue, dyspnée.

Début des phénomènes convulsifs par la face.

Traitement. — Pour éviter les morsures de la langue, mettre un mouchoir entre les dents. Faire respirer du chloroforme; lavement de chloral. Rarement saigner. Régime lacté ensuite.

Urémie

Symptomes. — Convulsions, perte de connaissance, mouvements saccadés des muscles, délire, odeur ammoniacale de l'haleine.

Secours. — Compresses froides sur la tête; lavement purgatif Sangsues.

DELIRIUM TREMENS

Alcoolisme aigu fébrile

Il est tantôt provoqué par des excès accumulés de boissons alcooliques, tantôt il vient compliquer une maladie intercurrente (pneumonie, rhumatisme, traumatisme.

Le délire est violent, bruyant, furieux. L'insomnie est complète, l'agitation incessante, la face rouge, le tremblement convulsif, la sueur profuse d'odeur alcoolique, les yeux injectés, le pouls accéléré.

Signes caractéristiques. — Fièvre, désordres du mouvement, puis abattement, faiblesse momentanée progressive.

Traitement. — Extrait d'opium à haute dose. Chloral. Bromure. Isoler le malade; lui mettre la camisole de force, mais éviter de gêner la respiration.

Diurétiques. Purgatifs légers.

ALIÉNATION MENTALE

Elle se déclare parfois subitement, soit qu'elle dépende d'une maladie du cerveau, soit qu'elle soit la conséquence de préoccupations morales impérieuses auxquelles la malheureuse victime n'a pu se soustraire et qui finissent par troubler sa raison.

On la reconnaît aux actes étrangers, au langage incohérent du malade, aux hallucinations dont il est l'objet.

En général, mener l'aliéné par la persuasion.

Contre le délire furieux, faire usage de la camisole de force qui, sans être un moyen inhumain, assure cependant la sécurité des assistants; faute de mieux, on assujettira les poignets à quelque distance l'un de l'autre au moyen d'un mouchoir roulé, tandis qu'un autre mouchoir passé dans les coudes et noué sur le dos, maintiendra les bras près du corps en séparant les mains.

HÉMORRAGIES

Epistaxis ou saignement de nez

Ordinairement il est précédé de prodromes tels que céphalée, lourdeur cérébrale, bouffées de chaleur, éblouissements, vertiges, tintement d'oreille, picotement des yeux.

Diagnostic de la cause. — L'Epistaxis peut être provoqué par un coup sur le nez, par des ulcères du nez, des corps étrangers, comme supplémentaire des règles, des hémorrhoïdes, par la chaleur, l'insolation, les efforts, par les maladies du foie, du rein, par les fièvres, la tuberculose, l'anémie.

Traitement. — Il faut respecter les épistaxis de la pléthore de certains vieillards (il évite l'apoplexie), les épistaxis des fièvres; l'épistaxis traumatique est ordinairement peu abondant.

Pour arrêter le saignement de nez, placer dans un endroit frais; desserrer les vêtements; eau froide sur le front; réfrigérants sur le nez. Elever brusquement le bras du côté de la narine qui saigne. Pédiluves sinapisés. Douches chaudes dans le nez. La pulvérisation du chloréthyle Bengué sur le front, par le froid qu'elle produit arrête aussitôt l'épistaxis.

Hémoptysies ou vomissements de sang venant de l'appareil respiratoire

Le sang est rejeté par expectoration ou à flots. Le sang est habituellement rouge, vermeil, spumeux.

L'hémoptysie est rarement foudroyante. Le malade est pâle, effrayé, haletant, couvert de sueur froide. Il peut tomber en syncope.

Diagnostic. — Reconnaître que le sang vient de la poitrine, ce qui est facile à son aspect rouge, spumeux et à la façon dont il est rendu (expectoration).

L'hématomèse ou sang venant de l'estomac est noir, non aéré, mêlé de débris alimentaires.

Beaucoup d'hémoptysies sont dues à des efforts, à un refroidissement ou sont supplémentaires d'un flux ou d'une hémorragie habituelle (menstruation, hémorroïdes).

Elles sont fréquentes chez les hystériques; elles devancent ou accompagnent l'éclosion des tubercules.

Traitement. — Repos absolu. Eviter de parler et de tousser. Sinapismes, ventouses à la base de la poitrine. Potion d'ergotine.

Pulvériser le chloréthyle Bengué à la base de la poitrine.

Ergotine 4 gr., Sirop d'opium 30 gr., eau distillée 120 gr. A prendre par cuillerées toutes les heures.

Hématémèses ou vomissement de sang venant de l'estomac

Causes. — Gastrites chroniques, cancer, ulcère. On peut aussi le trouver dans l'hystérie.

Traitement. — Sinapismes aux jambes. Boissons glacées. Repos.

Pulvériser le chloréthyle Bengué au creux de l'estomac.

Enterorrhagie ou Melœna ou sang venant de l'intestin

Causes. — Plaies de l'intestin. Hémorrhoïdes ; dyssenterie, polypes, cancer, corps étrangers.

Les hémorrhoïdes sont reconnues par l'examen du Rectum et le ténesme.

Le traitement varie selon la cause.

Hématurie ou pissement de sang

Causes. — Calculs vésicaux ; cancer de la vessie. Cystite du col ; tubercules de la vessie, fongosités de la vessie.

Repos. Appeler un médecin.

Métrorrhagies

C'est l'hémorrhagie de l'utérus. Nous laissons de côté les hémorrhagies de la grossesse et de l'accouchement, pour nous occuper des métrorrhagies à l'état de vacuité.

Causes : 1° Traumatiques (Coups) ; 2° Métrites ; 3° Fibromes, Myomes ; 4° Cancer ; 5° Ulcération du col, Polypes.

Les hémorragies qui arrivent à l'époque des règles peuvent tenir à l'anémie, à la chlorose. Mais, celles qui arrivent en dehors des règles sont symptomatiques d'une lésion.

Traitement. — Repos absolu. Lavement laudanisé Potion à l'Ergotine. Eau froide sur le ventre. Injections chaudes.

Dans un cas d'hémorrhagie, songer qu'on peut avoir affaire à un avortement.

VARICES

Dans le cas d'hémorrhagie par suite d'une rupture de veine variqueuse, on fera de la compression à l'aide des doigts, de compresses qui seront fixées par plusieurs tours de bande. Repos. Position horizontale.

ACCOUCHEMENTS

Il peut arriver qu'une femme accouche à l'improviste dans une rue, dans un atelier, etc.

Eloignez les curieux. Empêchez toute manœuvre, toute intervention par une personne incompétente. Découvrez le moins possible la patiente.

Laissez agir de préférence une femme. Evitez la chute du nouveau né sur le sol. Pour cela il suffit de le prendre à deux mains au dessous du dos et de l'amener, la tête légèrement élevée jusqu'à la hauteur du ventre de sa mère, de façon que le corps et les jambes du petit être puissent s'allonger sur les jupons et entre les jambes de l'accouchée.

Procurez-vous alors un moyen de transport. Si parmi les assistants, il y a une personne de quelque *expérience*, elle pourra lier le cordon ombilical, en deux endroits, au moyen d'un fil solide dont le nœud sera bien serré, et opérer la section, entre les deux ligatures.

La délivrance terminée, donner à l'accouchée un cordial, tel que thé, bouillon chaud.

DYSPNÉES OU GÊNE DE LA RESPIRATION

La dyspnée s'observe dans les maladies de larynx, du poumon, de la plèvre, du cœur, de l'estomac (dilatation de l'estomac), l'hydropisie du péritoine.

On trouve encore la dyspnée dans l'anémie, la convalescence des maladies graves, l'asthme nasal, dans les affections fébriles, dans les maladies du rein.

La dyspnée n'est pas un signe de grande valeur pour le diagnostic.

Le traitement varie suivant la cause.

Toutefois les sinapismes, les ventouses sont utiles dans presque tous les cas.

Les pulvérisations du chloréthyle Bengué calment toujours l'état dyspnéique.

PALPITATIONS

Les palpitations sont sous l'influence nerveuse ou sous l'influence d'une lésion cardiaque. Les premières sont les plus fréquentes et, si on n'a jamais été atteint de rhumatisme articulaire aigu, de fièvres intermittentes, de fièvre scarlatine, on peut sûrement éliminer les lésions cardiaques.

Les chlorotiques, les anémiques, les phtisiques, les névropathes, les dyspeptiques ont souvent des palpitations.

Pour calmer les palpitations nerveuses, trouver la cause qui les provoque et donner du bromure de potassium.

Pour calmer la crise pulvériser du chloréthyle Bengué.

RENSEIGNEMENTS

Donnés par le symptôme : Douleur

DOULEUR DE LA TÊTE

Céphalée. Névralgie. Migraine

Le mal de tête existe dans un si grand nombre de maladies qu'il est de peu d'utilité pour le diagnostic.

Pour calmer les douleurs de tête, faire usage du chloréthyle Bengué, en pulvérisations ; la douleur disparaît comme par enchantement dans la plupart des cas.

Douleur à la nuque. Rachialgie cervicale

Elle est ordinairement provoquée par le torticolis musculaire qui lui reconnaît pour cause soit le froid, soit un phlegmon, soit une arthrite rhumatismale, un mal de Pott.

Le meilleur traitement est la pulvérisation du Chloréthyle Bengué.

Douleur de la gorge

Les causes ordinaires sont l'angine, l'amygdalite, le laryngo-trachéite et la fièvre scarlatine au début.

Gargarismes émollients boratés. (Voir : *Affections de la gorge*).

Douleur Thoracique

Causes. — Fracture d'une côte. — Contusion. — Névralgie. — Zona.

La pneumonie et la pleurésie provoquent des points de côté très douloureux.

L'angine de poitrine provoque une douleur rétro-sternale vive.

Généralement un point de côté sans fièvre est une douleur névralgique ; un point de côté avec fièvre tient à une pneumonie ou une pleurésie.

Douleur abdominale

1° Douleur épigastrique. — Provient de l'estomac : Ulcère, cancer, gastrite chronique, gastralgie.

2° Douleur préhépathique. — Provient du foie ou de la vésicule biliaire.

3° Douleur au flanc gauche. — Elle provient de la rate.

4° Douleur hyogastrique. — Névralgies, péritonite, métrites, ovarites.

Coliques

Dans les coliques, il faudra distinguer les coliques d'origine intestinale et les coliques néphrétiques, utérines, hépatiques.

La colique consiste dans une douleur de plus en plus vive, avec sensation de déchirure, de torsion qui nécessite parfois un repos absolu avec flexion des cuisses qui se calme par la chaleur, une compression énergique.

Traitement. — Boissons chaudes sur l'abdomen. Potion calmante.

Colique Néphrétique

L'accès débute très brusquement, soit spontanément, soit surtout à la suite d'un exercice violent, d'une course, d'un mouvement de cheval ; les malades ressentent dans un côté de la région lombaire une douleur aiguë qu'ils comparent à un déchirement, à un tiraillement. Cette douleur s'irradie dans une grande étendue de l'abdomen et particulièrement le long du trajet de l'urètre, dans l'hypogastre et quelquefois à l'extrémité de la verge.

La plupart des malades se couchent sur le ventre pour avoir quelque soulagement.

La rétraction du ventre, des vomissements bilieux quelquefois très répétés, la rétraction des testicules, quelquefois la suppression de la sécrétion urinaire sont des phénomènes qui accompagnent presque constamment ceux que nous venons de décrire.

Au milieu de ces accidents, apyrexie complète. L'accès dépasse rarement 12 à 24 heures. On trouve souvent des graviers dans l'urine.

Colique hépatique

Début par nausées, frissons.

Douleur atroce débutant dans le côté droit et s'irradiant dans le dos, l'abdomen, le bras droit, le cou ; vomissements, état syncopal, face pâle, traits tirés, pouls petit, ordinairement accéléré ; frissons répétés, température quelquefois élevée. Apparition mais non constante d'ictère. Durée, quelques heures ou quelques jours.

Le Diagnostic est ordinairement facilité par la localisation de la douleur et l'apparition de l'ictère.

Coliques utérines

Existant souvent à l'époque des règles. — Pseudo-péritonite hystérique

Certaines personnes nerveuses ont des douleurs vives pouvant simuler la péritonite. Le siège est l'utérus, quelques vomissements, accélération de la respiration et du pouls. Température normale, facies peu altéré, disparition rapide des accidents. Le Diagnostic quelquefois délicat au début, doit reposer surtout sur l'absence des signes généraux de la péritonite et sur la connaissance de l'état hystérique du malade.

Péritonite aiguë

Début par frisson violent et douleur très vive. Douleur continue intolérable, exagérée par tout mouvement, cuisses ramenées sur le ventre, respiration fréquente, pouls rapide. d'abord dur puis filiforme, face grippée, yeux excavés, vomissement, hoquet, constipation, météorisme abdominal, collapsus progressif.

Ne pas confondre avec les Enterites aiguës.

Douleur lombaire

Elle est ordinairement provoquée par le rhumatisme musculaire (lumbago), plus rarement par la rachialgie et la maladie du rein.

Douleur à l'Anus

Causes. — Hémorrhoïdes, fistule, fissure.

Douleur d'origine utérine

C'est une douleur vague, sourde, donnant une sensation de poids, elle s'étend aux lombes et à la partie antérieure de la cuisse; la station debout est douloureuse.

La névralgie ovarique existe des deux côtés de la ligne médiane.

EMPOISONNEMENTS

Secours. — Débarrasser du poison en faisant vomir.

2° Neutraliser les effets du poison par des antidotes.

VOMITIFS. — On peut exciter les vomissements en chatouillant le fond de la gorge (la luette) avec le doigt ou avec les barbes d'une plume.

ANTIDOTES. — Les acides s'emploient comme contre-poisons des alcalis et réciproquement.

L'eau albumineuse peut être donnée dans presque tous les cas.

Délayer quatre blancs d'œufs dans un litre d'eau.

La Magnésie délayée dans de l'eau peut également être considérée comme un antidote général.

Acides

Vitriol. Sel d'oseille. Acide oxalique

SECOURS. — Faire vomir. Délayer de la Magnésie dans de l'eau et la faire boire, du blanc d'Espagne, du savon.

Puis on donnera de l'eau albumineuse. Repos absolu.

S'il y a collapsus, injections d'éther, frictions aux extrémités.

Alcalis

Soude. — Potasse. — Alcali. — Eau de Javel

Donner du vinaigre. Trois cuillerées de vinaigre par litre d'eau, puis de l'eau albumineuse.

Phosphore. — Allumettes

Faire vomir, beaucoup d'eau albumineuse.

Ne jamais administrer d'huile. Puis, un purgatif avec du sel de magnésie.

Arsenic

Faire vomir. Eau albumineuse, huile d'olive, magnésie délayée dans de l'eau.

Sublimé corrosif

Sels de mercure et de cuivre

Provoquer et favoriser les vomissements. Eau albumineuse en abondance. Lait.

Cantharides

Provoquer les vomissements. Boissons mucilagineuses en abondance. Potions opiacées. Pas d'huile.

Émétique. — Kermès

Les vomissements ont lieu ordinairement. Donner du café fort, du lait, du thé; au besoin, injection d'éther.

Nitrate d'argent

Eau salée en quantité.

Poisons narcotiques

Opium. — Cyanure. — Morelle. — Jusquiame

Faire vomir. Café en grande quantité. Lotions froides. Faire marcher. Frictions sur les membres. Empêcher le sommeil. Respiration artificielle, si c'est nécessaire.

Acide prussique. — Cyanures

Lotions froides sur la colonne vertébrale.

Faire respirer de l'eau chlorée, de l'ammoniaque. Infusion de café. Sinapismes. Champagne.

Chloroforme. — Éther

Air frais. Mettre la tête dans une position déclive. Desserrer les vêtements. Respiration artificielle. Eau froide sur la figure. Lavement de café.

Champignons

Faire vomir; puis limonade au citron; eau vinaigrée (quatre cuillerées à soupe par litre d'eau).

Noix vomique. — Strychnine

Provoquer et favoriser les vomissements. Inhalations de chloroforme. Respiration artificielle. Chloral. Bromure.

Belladone. — Datura. — Tabac. — Ciguë. — Aconit. — Colchique. — Digitale

Favoriser les vomissements s'ils n'ont pas lieu. Les provoquer avec de l'émétique. Café fort. Sinapismes. Bouteille d'eau chaude aux pieds. Respiration artificielle. Champagne ou rhum.

Cocaïne

Vider l'estomac. Injection d'éther. Respiration artificielle. Inhalation de chloroforme, Boissons émollientes.

Des commencements d'intoxication peuvent être produits par beaucoup d'autres substances. Nous nous contenterons d'en citer quelques-unes :

1° Acide phénique. — Purgatif au sulfate de soude : 30 gr. de sulfate de soude.

Eau albumineuse. Stimulants. Respiration artificielle.

2° Alun. — Vomitif. Lait. Magnésie.

3° Benzine. — Vomitifs. Stimulants. Ether. Alcool. Inhalations d'alcali. Teinture de belladone (20 gouttes). Respiration artificielle.

4° Camphre. — Vider l'estomac. Stimulants. Respirer de l'éther. Chaleur aux extrémités.

5° Teinture d'iode. — Vider l'estomac. Eau amidonnée. Magnésie.

6° Pétrole. — Vomitifs stimulants à volonté. Chaleur aux extrémités.

7° Térébenthine. — Vomitifs. Purgatifs salins. Emollients.

8° Crayons d'aniline. — Vomitifs. Stimulants. Frictions. Boules d'eau chaude.

DEUXIÈME PARTIE

MEMENTO THÉRAPEUTIQUE
DES MALADIES LES PLUS COMMUNES

Maladies de la bouche

On désigne sous le nom de stomatite l'inflammation de la bouche.

La stomatite est dite érythémateuse quand il y a simplement de la rougeur aphteuse, quand il y a, en plus, des petites plaques blanches crémeuses (muguet), quand il y a des petits points blancs gros comme une tête d'épingle.

Traitement. — Le traitement est le même dans tous les cas :

Se rincer la bouche avec le gargarisme suivant :

Borate soude, 10 gr.; Eau chloroformée, 50 gr.; Miel rosat, 30 gr.; Eau distillée, 150 gr.

Maladies du Pharynx. — Affections aiguës

Les affections du pharynx ou arrière-bouche sont ordinairement désignées sous le nom d'angine.

SYMPTOMES. — Sécheresse de la gorge; difficulté de la déglutition, rougeur, gonflement. Il existe ou non de l'adénite sous maxillaire.

On distingue l'angine catarrhale aiguë, la plus commune; l'angine herpétique, où l'on remarque des petites vésicules, laissant des plaques blanchâtres.

L'angine parenchymateuse, caractérisée par un gonflement considérable des amygdales, et, enfin, l'angine diphtérique.

Cette dernière, qui est la plus grave, est caractérisée par de fausses membranes, qui forment un enduit uniforme, assez adhérentes. Il existe en même temps un engorgement considérable et douloureux des ganglions sous-maxillaires.

L'état général est mauvais.

TRAITEMENT. — Dans toute inflammation aiguë de la gorge, on pourra employer le traitement suivant :

GARGARISME. — Borate de soude, 10 gr.; eau de laurier, 10 gr.; Miel rosat, 50 gr.; eau distillée, 150 gr.

Se gargariser plusieurs fois dans la journée.

COLLUTOIRE. — Menthol, 1 gr.; borax, 4 gr.; glycérine, 10 gr.; miel rosat, 10 gr.

Toucher le pharynx avec un pinceau. Prendre un purgatif.

Affections chroniques du pharynx

Parmi les affections chroniques les plus ordinaires, il faut noter l'angine catharrale chronique, caractérisée par de la rougeur, de la sécheresse, du picotement et la toux en hem.

Le catarrhe chronique rétronasal, caractérisé par une sensation de prurit au fond du gosier, un besoin de faire hem, la respiration difficile par le nez.

L'amygdalite chronique ou hypertrophie des amygdales.

TRAITEMENT. — 1° Prendre des eaux sulfureuses.

2° Toucher le fond de la gorge avec un pinceau imbibé de la solution suivante :

Nitrate d'argent, 0,50; eau distillée, 20 gr.

S'il y a du catarrhe du nez persistant, faire des irrigations nasales avec de l'eau boriquée.

Faire usage des pastilles de chlorate de potasse.

MALADIES DE L'ESTOMAC

Catarrhe aigu de l'estomac (embarras gastrique).

SYMPTOMES. — Perte d'appétit, nausées, vomissements, langue sale, bouche amère, céphalée, haleine fétide.

TRAITEMENT. — Faire prendre un purgatif.

Faire prendre de l'eau de Vichy et du lait.

Donner la potion suivante toutes les heures :

Bi-carbonate soude, 5 gr.; teinture de badiane, 5 gr.; eau chloroformée, 50 gr.; eau distillée, 100 gr.

Catarrhe chronique de l'estomac. — Gastrite chronique

Cette maladie est fréquente ; elle est caractérisée par la perte d'appétit, des éructations gazeuses, des régurgitations acides, la constipation, la diarrhée, la sensation de lourdeur, de plénitude à la région stomacale, les digestions pénibles, langue souvent chargée, céphalée, vertiges, idées tristes.

Le catarrhe chronique présente les mêmes symptômes que la dyspepsie et son traitement est le même.

La dyspepsie ou difficulté de la digestion

Elle est très fréquente.

SYMPTOMES. — Inappétence, crampes d'estomac, digestion lente, ballonnement, congestion de la face, tendance au sommeil, éructations.

Le matin au réveil, langue pâteuse, vertiges, apathie, migraine, palpitations essoufflement.

Météorisme, renvois aigres.

La dyspepsie est sous l'influence de l'anémie, de l'arthritisme, de la goutte.

Souvent la dyspepsie reconnait une origine nerveuse; il y a des accès gastralgiques intermittents, de l'hyperesthésie de la région stomacale, renvois gazeux.

Traitement. — Faire usage des cachets digestifs du Dr Bengué.

Prendre avant le repas de l'élixir de pepsine. Faire usage de l'eau de Vichy. Prendre avant les repas 8 gouttes du mélange suivant :

Teinture de baumé, 5 gr.; Teinture de badiane, 5 gr. Éviter la constipation. Prendre le soir en se couchant une cuillerée à dessert de la poudre laxative végétale BENGUÉ.

Dans les crises douloureuses prendre toutes les demi-heures une cuillerée à bouche de la potion suivante :

Élixir parégorique, 10 gr.; eau chloroformée, 100 gr.; sirop de fleurs d'oranger, 40 gr.

Dilatation de l'estomac

La dilatation de l'estomac accompagne souvent la dyspepsie.

Symptomes. — Ballonnement, lenteur de digestion, vomissements fréquents, clapotage des liquides, haleine fétide, diarrhée, constipation.

Traitement. — Boire très peu de liquide, pas de soupe, pas de fruits, se nourrir avec des viandes rôties, des œufs et des légumes.

Prendre les cachets suivants :

Naphtol, 0,30; bi-carbonate de soude, 0,30; magnésie, 0,30; poudre noix vomique, 0,02.

Pour 1 en faire 20. Deux par jour avant le repas.

Faire usage de la poudre laxative du Dr Bengué.

Maladies de l'intestin. — Entérite aiguë

Coliques, diarrhée, perte d'appétit, soif vive, nausées, ballonnement du ventre.

Causes. — Froid, indigestion, influence nerveuse.

Traitement. — Chez l'adulte : purgatif salin.

Ensuite, on donne la potion suivante :

Extrait d'opium, 0,10 ; sous-nitrate bismuth, 4 gr.; eau d'oranger, 10 gr.; eau distillée, 110 gr. Une cuillerée toutes les heures.

Chez les enfants, purgatif huileux et potion suivante :

Bismuth, 2 gr.; sirop de fleurs d'oranger, 10 gr.; sirop de codéïne, 5 gr.; eau distillée, 80 gr. Par cuillerée à café toutes les heures.

Inflammation chronique de l'intestin

Constipation opiniâtre ; selles dures, souvent rubanées ; coliques intermittentes ; ventre ballonné.

Traitement. — Traiter la constipation, prendre des herbes, des épinards, des fruits mûrs, des pruneaux, raisins. Exercices. Se présenter tous les jours à la selle. Tous les soirs, une cuillerée à dessert de la poudre laxative végétale Bengué.

Faire usage des cachets digestifs du Dr Bengué. Lavements froids. Prendre de l'eau de Vichy.

Vers intestinaux

Les oxyures et les ascarides sont ronds. Le tœnia est plat, rubanné.

Pour les oxyures et les ascarides, donner de la santonine, 0,05 à 0 gr. 20, selon l'âge.

Faire prendre une demi-heure après un purgatif.

Tœnia. — Prendre une décoction de Kousso ou des capsules d'extrait éthéré de fougère mâle ; des semences de courges.

HÉMORRHOIDES

Suppositoire, calmants : Beurre de cacao, 4 gr.; extrait

d'opium, 0,05; extrait de belladone, 0,01, pour un suppositoire.

Prendre à l'intérieur : capsicum annuum, 0 gr. 20, 4 fois par jour.

MALADIES DES VOIES RESPIRATOIRES

Affections du nez, larynx, bronches, poumons

1° Maladies des fosses nasales, Coryza aigu.

Priser la poudre suivante :

Sulfate d'atropine, 0,01; chlorydrate de morphine, 0,10; gomme, 30 gr.

2° Respirer de l'iode, du camphre.

Coryza chronique

Lavages avec de l'eau boriquée.

Priser de la poudre suivante :

Acide borique, 5 gr.; talc, 5 gr.; menthol, 0,20.

MALADIES DU LARYNX

1° Laryngite aiguë catarrhale.

Enrouement, toux rauque ou criarde. Expectoration muqueuse, douleurs modérées. Durée : quelques jours. Quelquefois, aphonie nerveuse.

Traitement. — Coton iodé au devant du cou. Gargarismes émollients, sudations.

Prendre le sirop suivant :

Sirop d'érysimum, 90 gr.: eau de laurier ct, 10; alcool d'aconit, 20 gouttes. Une cuillerée toutes les heures.

Laryngites chroniques

Enrouement. Raucité de la voix ou aphonie, toux en hem,

ou toux rauque, basse, éteinte, quelquefois quinteuse et déchirante, sensation de brûlure et de grattage laryngé.

Prendre de l'eau sulfureuse (Challes, de l'eau de La Bourboule).

Pansements spéciaux qu'un spécialiste devra faire.

Traitement hygiénique. Repos de la voix. Défendre la fumée de tabac, les alcools, le travail dans des milieux malsains. Bains de vapeur. Régime tonique et fortifiant.

MALADIES DES BRONCHES

Bronchite aiguë

Causes. — Grippe, froid, etc.

Symptomes. — Douleurs thoraciques plus ou moins marquées, toux, expectoration muqueuse, visqueuse, picotements, douleur, chaleur derrière le sternum, fièvre variable.

Si on met l'oreille contre la poitrine au lieu de la respiration douce, moelleuse de l'état normal, on entend des sifflements, des râles.

Traitement. — Cataplasmes sinapisés; teinture d'iode. Rester quelques jours à la même température. Donner la potion suivante :

Eau d'oranger, 80 gr.; sirop de chloral, 25 gr.; sirop de morphine, 20 gr.; eau de laurier-cerise, 60 gr.

Une cuillerée toutes les trois heures pour les grandes personnes. Quand l'expectoration se fait plus facilement, prendre de l'émulsion Lefranck.

Bronchites chroniques

Quintes de toux, surtout matin et soir. Gêne de la respiration, expectoration abondante.

Les bronchites chroniques seront guéries par l'usage des pilules balsamiques du Dr Bengué.

Pendant l'hiver, on prendra de l'huile de foie de morue Aristolée Dutil.

Asthme

Accès de dyspnée revenant à des intervalles irréguliers, surtout la nuit.

Accès. — L'accès de l'asthme est immédiatement guéri par la pulvérisation à la base de la poitrine du chloréthyle Bengué.

En dehors de l'accès, faire prendre de l'iodure de sodium et de l'arsenic.

S'il existe de la bronchite, donner les pilules balsamiques Bengué.

Pneumonie. Fluxion de poitrine

Début par frisson violent, la température monte immédiatement à 39°.

La toux est quinteuse, pénible, sèche, le deuxième jour, les crachats sont striés de sang. Point de côté violent, exaspéré par la toux.

Dyspnée intense. Sueurs.

Faire appel immédiatement à un médecin.

Pleurésie

Début par des frissons, fièvre, point de côté violent, toux sèche. Dyspnée. Le malade ne se couche pas du côté douloureux ; la toux exaspérée, la douleur.

Faire appel à un médecin.

Le point de côté pourra être calmé par le chloréthyle Bengué.

Phtysie

Symptomes. — Affaiblissement général, perte des forces, de l'appétit, amaigrissement.

Toux sèche, quinteuse, hémoptysies quelquefois. Sueurs la nuit. Palpitations, dyspnées, surtout dans l'effort en montant les escaliers.

Bronchites aiguës répétées. — Consulter un médecin. — Faire usage de l'huile de foie de morue aristolée Dutil. — Prendre des pilules balsamiques Bengué.

MALADIES DE CŒUR

Dans le jeune âge et chez les adultes, les maladies de cœur sont très rares et on peut sans examen les éliminer à moins que le malade n'ait été atteint de rhumatisme articulaire aigu ou de fièvre intermittente, fièvre scarlatine.

Les divers symptômes que le malade attribue à une maladie de cœur : palpitations, points de côté, tiennent soit à l'anémie, soit à des troubles digestifs.

MALADIES DU SYSTÈME NERVEUX

À propos des convulsions, nous avons déjà parlé de l'épilepsie et de l'hystérie. Nous allons maintenant passer en revue quelques autres affections du système nerveux.

Névropathie

Sous ce nom et ceux de nervosisme, surexcitation nerveuse, état nerveux, vapeurs, on décrit l'ensemble des états nerveux, variables à l'infini, que l'on observe chez les individus impressionnables, surexcitables. Ces malades sont atteints de céphalées, migraines, névralgies, de palpitations. Le sommeil est agité, fatigué par des rêves pénibles. Il se plaint surtout du côté de l'appareil digestif.

Les sensations qu'il éprouve sont passagères ; elles reparaissent sous des influences variées.

Traitement. — Tous les soirs en se couchant, 1 à 2 cuillerées de chlorodia. Faire de l'hydrothérapie. S'il y a de l'anémie, prendre du vin de Beaumé.

Névralgies

Les névralgies les plus fréquentes sont la névralgie faciale, intercostale et sciatique.

Le meilleur traitement des névralgies consiste à pulvériser le chloréthyle Bengué sur la partie douloureuse. La douleur disparaît immédiatement. On pourra également faire usage à l'intérieur du chlorodia.

Migraine

La migraine réclame le même traitement que la névralgie.

On pourra prendre de l'antipyrine, 1 gramme à 2 grammes, ou mieux faire usage du chloréthyle Bengué dont l'emploi est externe et sans inconvénient aucun.

MALADIES DES VOIES GENITO-URINAIRES

Cystite aiguë. — Catharre aigu de la Vessie

Douleur à la région hypogastrique, hyperesthésie vésicale, fréquents et pressants besoins d'uriner, douleur à la miction, ténesme; urines avec flocons muqueux, avec dépôts plus ou moins abondants de corpuscules du pus, fièvre, frissons quelquefois symptômes nerveux.

Cystite chronique

Douleurs peu marquées, miction fréquente, urine trouble opalescente, précipité gélatineux, frissons, céphalée, somnolence.

Traitement. — Dans la cystite aiguë, grands bains, lavements au chloral, eau de Vichy. Prendre trois cachets suivants par jour : Salol, 10 gr. en 20 cachets.

Dans la Cystite chronique :

Eau de Vichy, capsules de térébenthine, capsules antiseptiques Bengué, salol et copahu.

Lavage d'eau boriquée de la vessie.

Blennorragie

Symptomes. — Douleur prurigineuse. Ecoulement de pus.

Traitement. — Eviter les alcools, la bière, le thé, le café, éviter la constipation.

Prendre de l'eau de Vichy. Prendre des capsules antiseptiques Bengué. Salol et copahu. La guérison est promptement obtenue par ces capsules.

Quand toute douleur aura disparu, prendre des injections avec le mélange suivant :

Sulfate de zinc, 0,50 ; acétate de plomb, 0,50 ; teinture de ratanhia, 3 gr. ; eau distillée, 200.

Orchite

Le traitement consiste à garder le repos le plus absolu, les bourses enveloppées de ouate et immobilisées.

Si la douleur est vive, pulvérisation avec le chloréthyle Bengué. Eviter la constipation.

Ecorchures. — Balanite Herpès du prépuce. — Mettre, entre le prépuce et le gland, de la poudre suivante : Salol, 2 gr. ; oxyde de zinc, 1 gr.

Vaginites

Les vaginites, qu'elles soient d'origine blennorragiques ou non, demandent le traitement suivant :

Injections antiseptiques ; 1 gr. de sublimé pour 2,000 d'eau, ou bien avec la poudre suivante ; Tannin, 100 gr. ; acide borique, 100. Une cuillerée à bouche par litre d'eau.

Flueurs blanches

Causes. — Anémie, lymphatisme, grossesse, métrites, etc.

Traitement — S'il y a eu de l'anémie, prendre des pilules toniques amères Bengué.

Faire tous les jours des injections avec la poudre suivante :

Sulfate de zinc, 30 gr. ; acide borique, 150 gr.

A diviser en 10 paquets. 1 paquet par demi-litre d'eau.

MÉTRITES

Inflammations de la Matrice

CAUSES. — Blennorragie, vaginites, traumatismes, lymphatisme, grossesse.

SYMPTOMES. — Leucorrhée, troubles de la menstruation, douleurs sourdes, pesanteur dans le bassin, troubles digestifs, gastralgie, dyspepsie, anémie, chlorose, névralgies, troubles hystériformes.

TRAITEMENT. — Eviter la constipation, les fatigues successives, grands bains, injections d'eau boriquée. Placer le soir au fond du vagin un tampon de coton glycériné.

Toniques reconstituants. Vin de Baumé.

OVARITE

Coliques, douleurs latéro-utérines

Utérus légèrement dévié et immobilisé.

MÉTRORRAGIES. — Ne pas confondre avec l'ovarie hystérique.

La névralgie lombo-abdominale accompagne souvent cette affection.

TRAITEMENT. — Calmants. Prendre 2 à 3 cuilerées de chlorodia

Cataplasmes sinapisés. Eviter la constipation. Grands bains.

TROUBLES DE LA MENSTRUATION

Aménorrhée ou absence de la menstruation

CAUSES.—Anémie, chlorose, tuberculose, obésité, influences morales, refroidissement brusque.

TRAITEMENT. — Hydrothérapie, pilules toniques amères Bengué. Vin de Baumé.

Ménorragie

EXAGÉRATION DE L'ÉCOULEMENT

CAUSES.— Métrites, ovarites, allaitement, corps fibreux de l'utérus.

TRAITEMENT. — Injections chaudes d'eau boriquée, lavements laudanisés, repos au lit.

Dysménorrhée

MENSTRUATION PÉNIBLE, DOULOUREUSE

Faire prendre une à deux cuillerées de chlorodia, de l'antipyrine, du valérianate d'ammoniaque.

Hygiène quotidienne de la femme

Prendre des injections avec l'aseptol doré Paris. Une cuillerée par demi-litre d'eau. Détruit les microbes, raffermit les muqueuses.

MALADIES DIATHÉSIQUES

Chloro-Anémie

SYMPTOMES. — Caractère immuable : Maux de tête, vertiges, palpitations, dyspnée d'effort, troubles dyspeptiques, faim dévorante, tantôt manque d'appétit, gastralgie, ballonnement du ventre, constipation, aménorrhée, dysménorrhée, aspect blafard, rougeur subite des joues, quelquefois œdème des jambes autour des mollets, épistaxis.

TRAITEMENT. — Pilules toniques amères Bengué. Hydrothérapie. Séjour à la campagne. S'il y a de la dyspepsie, faire usage des cachets digestifs Bengué.

Rhumatisme articulaire aigu

Début ordinairement par les membres inférieurs, douleur vive, tuméfaction couleur rosée, téguments tendus, lisses, luisants.

Fièvre, sueurs, perte d'appétit ; la langue reste humide, constipation de règle.

Faire prendre 2 à 3 grammes d'antipyrine par jour.

Mettre sur les articulations le liniment suivant :

Huile jusquiame, 30 ; laudanum, 10 ; chloroforme, 10, et envelopper de ouate. Repos.

Rhumatisme chronique

Il est caractérisé par des douleurs articulaires fugaces, mobiles, ou bien sourdes et irritantes, douleur et raideur dans le traitement.

Traitement. — Badigeonnages de teinture d'iode. Prendre à l'intérieur de l'iodure de potassium, de l'eau de Vichy, des bains sulfureux.

Pour calmer la douleur, pulvérisations du chloréthyle Bengué.

Goutte aiguë

Douleur vive au gros orteil, fièvre, tuméfaction, rougeur du gros orteil, rémission dans la journée, exacerbation des accidents la nuit, succession des accès plusieurs jours de suite.

Traitement. — Contre la douleur locale, pulvérisations du chlorétyle Bengué.

Liniment : Laudanum, 10 ; chloroforme, 10 ; baume tranquille, 10.

A l'intérieur prendre 4 pilules par jour : Scille, 0.05 ; colchique pulvérisée, 0,05 ; poudre de Dower, 0,05. — Pour une pilule en faire 20.

Goutte chronique

(Consécutive à la goutte aiguë). Douleurs erratiques dans les jointures, production de tophus (bosses composées d'urates) autour des articulations.

Traitement. — Régime : Viandes blanches, pas de gibier, œufs, poissons, légumes en abondance. Fruits, tous favorables.

Pas de café ni thé, usage modéré du vin, pas de liqueurs. Prendre les pilules suivantes :

Benzoate de soude, 0,10 ; carbonate lithine, 0,10.

Pour 1 pilule ; en faire 30 ; 3 par jour. Eau de Vichy, de Contrexeville.

ARTHRITISME. — HERPÉTISME

L'herpétisme est une diathèse à manifestations multiples.

L'herpétique est sujet au prurit ; migraine, épistaxis, hémorrhoïdes, varices, urticaire, herpès, eczéma, lichen, psoriasis, troubles dyspeptiques, angines chroniques.

Il devient chauve de bonne heure ; il est sujet au rhumatisme ; ses artères deviennent dures et, plus tard, il peut être atteint de néphrites par suite de l'artério-sclérore des artères rénales.

L'herpétisme est une diathèse fréquente, et il est peu de gens qui ne soient atteints de quelques-unes des manifestations que nous venons de citer.

Traitement général. — Bains, eaux alcalines, bi-carbonate de soude, arsenic.

Les pilules dépuratives Bengué rendront de grands services.

Avant le repas prendre les gouttes suivantes :

Teinture de Baumé, 5 ; liqueur de Fowler, 5 ; 8 gouttes avant les repas.

Gravelle

Faire usage de l'eau de Vichy, de Contrexeville. Prendre de temps en temps des pilules suivantes :

Benzoate de lithine, 0,10 ; Scille pulv., 0,05 ; Scamonée, 0,05.

Pour 1 pilule ; 3 par jour.

Régime. — Viandes, surtout viandes blanches, pas de gibier, œufs, poissons.

Tous les légumes, excepté oseille ; épinards. Usage modéré de vin ; vin blanc.

Diabète

Hydrothérapie. Exercices.

Pas d'aliments sucrés, pas de féculents, haricots, lentilles, pommes de terre, pas d'alcools.

On leur permettra la viande, le poisson, les légumes verts, les fromages faits, les œufs, le thé, le café, le vin coupé d'eau et enfin le pain de gluten : eau de Vichy.

Médicaments. — Liqueur de Fowler, 5 gr.; teinture noix vomique, 5. — 8 gouttes avant les repas.

Lymphatisme. — Scrofule

Symptômes adénites multiples. Gourme, blépharites ciliaires, coryza fréquent, bronchites fréquentes, angines fréquentes. A un âge plus avancé, éruptions de la peau.

Traitement. Toniques, dépuratifs, séjour à la campagne, au bord de la mer. Donner pendant l'hiver l'huile de foie de morue aristolée Dutil ; pendant l'été, du sirop iodotannique phosphaté Bengué.

MALADIES INFECTIEUSES

Grippe

Maladie infectieuse, épidémique ; influenza à manifestations multiples.

Symptomes. — Début rapide, fièvre, frissons, lassitude, affaiblissement musculaire intense.

Localisations diverses. — Céphalalgie vive avec coryza, épistaxis, bronchite aiguë, quelquefois fluxion de poitrine.

Quelquefois ni bronchite, ni broncho-pneumonie, mais dyspnée intense, anorexie, langue chargée, vomissements, diarrhée, coliques.

Souvent torticolis, lumbago et douleurs articulaires.

Traitement. — Sulfate de quinine, 0,30 ; antipyrine, 0,50 pour 1 cachet ; 3 par jour.

Repos au lit. Purgatif. S'il y a de la bronchite, donner un sirop pectoral.

La convalescence est longue ordinairement. Faire prendre du vin de Beaumé.

Rougeole

Symptomes.— Malaise, fièvre, éternuement, larmoiement, rougeur des yeux, coryza, mal de gorge, face rouge, bouffie, voix rauque.

Au bout de trois ou quatre jours, au menton et à la face, taches roses qui gagnent bientôt le corps.

Diagnostic au début très difficile ; à la période d'éruption, ne pas confondre avec la scarlatine.

Il ne faut pas non plus confondre avec la roséole saisonnière. Ici les phénomènes généraux sont plus marqués.

Traitement. — Maintenir au chaud ; potion à l'extrait de quina ; limonade vineuse.

Scarlatine

Début : fièvre vive, peau sèche, brûlante, mal de gorge, vomissements. Signes d'angine aiguë. Eruption : débute par le tronc, plaques érythémateuses.

Au début, on peut la confondre avec les angines aiguës.

Variole

Maladie devenue rare.

Oreillons

Gonflement de la région carotidienne, donant l'idée d'une fluxion, dont il diffère par l'absence de toute douleur dentaire.

Fièvre typhoïde

Début rarement brusque. Perte d'appétit, des forces, saignement du nez, coliques, diarrhées, céphalalgie, douleur et tuméfaction du ventre.

Fièvres intermittentes ou paludéennes

Donner du sulfate de quinine à hautes doses.

FORMULAIRE THÉRAPEUTIQUE

ABCÈS

Cataplasmes laudanisés. Le pus étant formé, le percer et panser avec des compresses imbibées d'eau phéniquée.

ACNÉ. — (Voir *Affections de la Peau.*)

Pilules dépuratives Bengué. Poudre laxative végétale Bengué.

ADÉNITE AIGUE

Cataplasmes émollients. Ouvrir l'abcès.

ADÉNITE CHRONIQUE. — (Chez les scrofuleux.)

Donner du sirop iodo-tannique phosphate Bengué.

Mettre la pommade suivante :

Vaseline, 30 gr.; iodure de potassium, 3 gr.

ALOPÉCIE

(Voir *Hygiène des Cheveux.*)

AMÉNORRÉE

Absence des règles.

Donner des pilules toniques amères Bengué.

Bains de pieds sinapisés. Capsules d'apiol. Infusion d'armoise.

AMYGDALITE SIMPLE

Borax 10 gr.; eau d'orge, 200 gr.; sirop de mûres, 30 g. Purgatif.

ANEMIE

Forquina. Pilules toniques amères Bengué. Vin de Beaum Hydrothérapie.

ANGINES

Gargarisme : Chlorate de potasse, 4 gr.; borate de soud 4 gr.; eau distillée, 150 gr.

(Voir *Affections de la Gorge.*)

ANGINES DE POITRINE

Contre la douleur : pulvérisations du chloréthyle Bengu

APOPLEXIE

(Voir *Traitement de la Perte de connaissance.*)

ASTHME

Au moment de l'accès, pulvériser du chloréthyle Bengué la base de la poitrine. Remède souverain. En dehors de l'a cès, donner de l'iodure de sodium. Iodure, 5 gr. Eau distillé 100.

Deux cuillerées à bouche par jour.

ANTISEPSIE

Employer pour les appartements l'aseptol Doré san

odeur, puissant désinfectant. Solution antiseptique phéniquée pour plaies.

Acide phénique, 10; eau distillée, 1000.

ANTHRAX

Cataplasmes arrosés d'eau phéniquée Pulvérisations d'eau phéniquée.

APHTES

Collutoire au borate : borax, 5; miel rosat, 10.

BLENNORRAGIE

Capsules antiseptiques du Dr Bengué. Salol et copahu. Injection astringente à la fin de la période aiguë. Sulfate de zinc, 0,50; acétate de plomb, 0,50; teinture de ratanhia, 4 gr.; eau distillée, 200 gr.

BALANITE

Poudre de salol, entre le prépuce et le gland.

BLÉPHARITE CHRONIQUE

Pommade au précipité rouge :

Précipité rouge, 0,20; vaseline, 8 gr. Sirop iodo-tannique phosphaté du Dr Bengué.

BRONCHITE AIGUE

Sirop de morphine, 50 gr.; eau de laurier, 10 gr.; alcool d'aconit, no 20; eau distillée, 100 gr.

Par cuillerée toutes les heures.

BRONCHITE CHRONIQUE

Émulsion Lefranc. Pilules balsamiques du Dr Bengué. Huile de foie de morue aristolée Dutil.

BRULURES

Bains d'eau froide. Liniment oléo-calcaire.

Un excellent moyen de calmer la douleur consiste à pulvériser du chloréthyle Bengué sur la partie atteinte après l'avoir recouverte d'une couche de vaseline.

CHANCRE INDURÉ

Poudre d'iodoforme.

CHANCRE MOU

Laver avec la liqueur de Swieten. Panser avec de l'iodoforme ou du salol.

COLIQUES

Donner toutes les heures une cuillerée à soupe de la potion suivante :

Sirop de morphine, 50 g.; sirop d'éther, 50 gr.; eau d'oranger, 10 gr.

Cataplasmes sur le ventre. Pulvérisations du chloréthyle Bengué.

CONSTIPATION

Poudre laxative végétale Bengué.

Une cuillerée le soir en se couchant.

Nourriture rafraîchissante. (Voir *Maladies des Intestins.*)

CONJONCTIVITE

Borax, 0,05; laudanum g., nº 15; eau de roses, 10; 3 gouttes trois fois par jour dans les yeux. Lavage à l'eau boriquée.

COQUELUCHE

Poudre de belladone, 1 gr.; sucre, 20 gr.; pour 100 paquets. 2 à 6 par jour.

POTION : bromure de potassium, 2 ; bromure de sodium, 2 ; sirop de chloral, 30 ; eau distillée, 25. Une cuillerée à dessert matin et soir.

CORS et DURILLONS

Employer l'anticors indien ou le mélange suivant :
Acide salicylique, 1 ; collodion, 10.

CORYZA. — (Voir *Affections du nez.*)

DARTRE. — (Voir *Affections de la Peau.*)

DIARRHÉE. — Potion : diascordium, 4 gr.; sirop thébaïque, 20 gr ; sirop d'oranger, 30 gr.; bismuth, 3 gr.; eau distillée, 100 gr. Une cuillerée toutes les heures.

CONVULSIONS DES ENFANTS

Compresses froides sur le front. Débarrasser des vêtements. Sirop d'éther.

DYSPEPSIE. — (Voir *Affections de l'Estomac.*)

Cachets digestifs Bengué. Elixir de pepsine.

Gouttes suivantes : teinture de noix vomique, 5 ; teinture de badiane, 5. En prendre 10 avant les repas

ÉCLAMPSIE. — (Voir : *Traitement des convulsions*).

ECZÉMA. — (Voir : *Affections de la peau*).

EMBARRAS GASTRIQUE. — (Voir : *Affections de l'estomac*).

ENGELURES. — (Voir : *Hygiène de la peau*).

ENTORSE. — Mettre le pied dans l'eau froide. Irrigation continue.

ÉPHÉLIDES. — (Voir : *Hygiène de la peau*).

ÉPILEPSIE. — Faire usage du chlorodia (chloral, proly-bromures et eau de laurier-cerise).

ÉPISTAXIS. — (Voir : *Hémorrhagies* (soins d'urgence).

ÉRYSIPÈLE. — Lavages à l'eau boriquée. Purgatif interne. Donner du salol à l'intérieur ; 2 gr. par jour.

Fièvre intermittente. — Sulfate de quinine, 0,50, 3 à 4 heures avant l'accès.

Flueurs blanches. — (Voir : *Maladies de la femme*).

Furoncle. — Cataplasmes arrosés d'eau phéniquée. Une fois percé, compresses d'eau phéniquée. Prendre à l'intérieur un purgatif des pilules dépuratives Bengué.

Gale. — Frictions avec la pommade suivante :
Soufre, 10 gr ; carbonate potasse, 8 gr.; vaseline, 100 gr., ou bien se frotter avec du pétrole.

Gastralgie. — Eau chloroformée, 100 gr.; élixir parégorique, 10 gr., par cuillerée à bouche.

Gastrite. — (Voir : *Affections de l'estomac*).

Gerçures des seins. — (Voir : *Hygiène de la peau*).

Gourmes. — (Voir : *Affections de la peau*).

Goutte. — (Voir : *Affections diathésiques* (goutte).

Gravelle. — (Voir : *Affections diathésiques* (gravelle).

Grippe. — (Voir : *Fièvres infectieuses*).

Hémorrhoïdes. — Suppositoires calmants :
Cacao, 4 gr.; morphine, 0,02 ; extrait belladone, 0,01.
Donner à l'intérieur : 0,20 de capsicum, 3 fois par jour.

Herpès. — (Voir : *Affections de la peau*).

Hoquet. — Faire respirer du chloroforme.

Hystérie. — Faire usage du chlorodia.

Incontinence d'urine chez les enfants :
Bromure sodium, 5 gr.; sirop belladone, 30 gr.; eau distillée, 100 gr.
Une cuillerée à bouche tous les soirs en se couchant.

Insomnie. — Le plus puissant hypnotique est le chlorodia. Il produit un sommeil calme, rapide; 2 à 3 cuillerées à bouche.

Laryngites. — (Voir : *Affections du larynx*).

LUMBAGO. — Ventouses.

Pulvérisations du chloréthyle Bengué.

MÉTRITE. — (Voir : *Maladies de la femme*).

MÉTRORRHAGIES. — Faire prendre 20 à 50 gouttes par jour de teinture d'hydrastis.

Repos dans la position horizontale.

MIGRAINE. — Pulvérisations du chloréthyle Bengué. Antipyrine.

MUGUET. — Borate soude, 4 gr.; miel rosat, 10 gr. pour badigeonner.

NÉVRALGIES. — Faire usage du chloréthyle Bengué (Remède souverain). Potion à l'exalgine :

Exalgine, 2,50; teinture de méline, 10 gr.; sirop d'écorces d'oranges, 30 gr.; eau, 120 gr. Une à 3 cuillerées dans la journée.

OBÉSITÉ. — Purgatifs fréquents, exercice, ni bière, ni alcools, boire peu à ses repas, boire beaucoup de thé et de café. Massage.

Prendre à l'intérieur de la teinture de noix vomique, 8 gouttes avant les repas.

Les divers spécifiques vantés contre l'obésité n'ont aucune valeur, si ce n'est d'enrichir ceux qui les exploitent aux dépens de la crédulité du public.

ONGLE INCARNÉ. — Traitement palliatif :

Entre l'ongle et la chair mettre de la poudre de salol autant que possible.

Traitement curatif : Anesthésie au moyen du chloréthyle Bengué, et extraction de l'ongle.

ORCHITE. — Repos et envelopper de ouate. S'il y a des douleurs fortes, pulvérisations du chloréthyle Bengué. (Ne rien faire de plus.)

OTORRHÉE. — Injection d'une décoction de racine de guimauve et d'acide borique.

OVARITE CONGESTIVE. — Repos, cataplasmes laudanisés. Lavements au chloral. Injections avec les décoctions de jusquiame, de morelle, de pavot. A l'intérieur, prendre le chlorodin.

Panaris. — Cataplasmes. Baigner le doigt dans une solution d'acide phénique chaude. Débrider aussitôt le pus formé.

Pleurodyme (point de côté). — Pulvériser du chloréthyle sur le point douloureux.

Plaques muqueuses. — Nitrate d'argent, 1 gr.; eau distillée, 150 gr. Toucher les plaques.

Prurit. — Lavages à l'eau phéniquée. Pulvérisations du chloréthyle Bengué.

Psoriasis. — (Voir : *Affections de la peau*).

Sciatique. — Potion à l'exalgine :

Exalgine. 0,75; alcool de menthe, 10 gr.; eau distillée, 90 gr.

Prendre 2 à 3 cuillerées par jour.

Pulvérisations du chloréthyle Bengué.

Torticolis. — Pulvérisations du chloréthyle Bengué.

Mettre le liniment suivant :

Chloroforme, 10 gr.; laudanum, 10 gr; Huile de jusquiame, 10 gr.

Urticaire. — Prendre un purgatif. Bains amidonnés.

Prendre 3 cachets suivants par jour :

Salicylate soude, 0,30; bromure de potassium, 0,50; bicarbonate soude, 0,50.

Varices. — Dans l'engorgement des varices, prendre 24 gouttes de teinture d'hamamelis par jour.

Dans les plaies variqueuses, mettre une bonne couche de poudre de salol et recouvrir le tout de bandelettes de sparadrap.

Végétations vénériennes. — Anesthésie avec le chloréthyle Bengué, et inciser ou bien mettre du collodion salicylé après avoir anesthésié avec le chloréthyle.

Verrues. — Faire usage du collodion salicylé ou de l'anti-cors indien.

Vomissements. — Glace. Pulvérisation du chloréthyle au niveau de l'estomac.

Faire prendre la potion suivante :

Eau chloroformée, 100 gr.; bi-carbonate de soude, 5 gr.

Une cuillerée toutes les heures.

Zona. — Pulvérisations du chloréthyle Bengué.

TROISIÈME PARTIE

MALADIES DU NOUVEAU-NÉ
ET DE L'ENFANCE

Dans les 12 à 24 heures, après sa naissance, l'enfant rejette le méconium, matière visqueuse d'un brun noir.

Quelquefois, on aide à l'expulsion par une cuillerée de sirop de chicorée ou d'huile d'amandes douces.

Le méconium expulsé, les selles jaune clair, 2 à 4 par jour.

DENTITION. — De 3 à 7 mois, 2 incisives médianes inférieures. De 8 à 10 mois, 4 incisives supérieures. De 12 à 14, les deux incisives inférieures externes et 4 petites molaires internes (deuxième dentition). A 5 ans, apparaissent les quatre premières grosses molaires permanentes. De 6 à 15, les vingt dents sont remplacées par les dents permanentes.

La maladie retarde la dentition.

ACCIDENTS DE LA DENTITION. — Gonflement et rougeur

des gencives. Douleurs spontanées. L'enfant refuse le sein; souvent insomnie, fièvre, quelquefois convulsions, vomissements ou diarrhées, accès de dyspnée.

TRAITEMENT. — Hochet de racine de guimauve. Bains tièdes tous les deux jours. Toucher la gencive avec le mélange suivant : Borax, 5 gr.; miel rosat, 10 gr.

ALLAITEMENT. — Pendant le jour, donner le sein toutes les 2 heures; pendant la nuit, deux à trois fois, à moins que l'enfant dorme.

SEVRAGE. — Diminuer petit à petit les sevrées. Donner en même temps du lait de vache, des bouillies de farine, des potages gras. Le sevrage doit se faire entre le 12e et le 15e mois autant que possible. Ne pas le faire pendant l'été.

ALIMENTATION ARTIFICIELLE

Si l'on ne peut nourrir l'enfant au sein, lui donner du lait de vache auquel on ajoute du sucre et la moitié de son poids d'abord, puis le tiers et le quart.

Vers le quatrième mois, il peut prendre du lait pur. A partir du quatrième mois, on donne des bouillies de riz, de farine lactée, d'arrow-root.

A partir de la seconde année, on peut donner un peu de viande, des purées. Ne jamais donner de boissons alcooliques. L'usage des sucreries, des pâtisseries est désastreux.

MALADIES. — OPHTALMIE PURULENTE DES NOUVEAU-NÉS

Laver avec soin avec de l'eau boriquée. Mettre dans l'œil une goutte du collyre suivant :

Nitrate d'argent, 0,20; eau distillée, 10 gr.

ICTÈRE DU NOUVEAU-NÉ. — Coloration jaune orangée de la peau. Légers purgatifs; hygiène.

TROUBLES DIGESTIFS SIMPLES

CAUSES. — Excès de l'alimentation.

La modification du lait de vache si l'enfant est au biberon, l'altération du lait dans le biberon. Si l'enfant est au sein les troubles digestifs peuvent tenir à la mauvaise qualité de la nourrice. Enfin, l'alimentation variée est souvent une cause de dyspepsie.

Dyspepsies. — Vomissements, perte d'appétit, hoquet, troubles nerveux, fièvre.

Diète relative ou absolue si les vomissements sont intenses. S'il y a de la diarrhée, donner un peu d'eau de Vichy, un peu d'eau de chaux. Donner l'eau de Vichy avant le repas : une cuillerée à soupe.

DIARRHÉES INFANTILES

Pendant les deux premiers mois donner de l'eau de Vichy avant les tétées, un purgatif léger. Si la diarrhée persiste, donner un léger astringent.

Après le deuxième mois. — Cause ordinaire : Excès d'alimentation.

L'enfant continue à augmenter de poids.

Traitement. — Diète relative; donner du lait stérilisé ou bouilli. S'il y a de la fièvre, on donnera un léger purgatif de calomel ou de magnésie calcinée.

Diarrhée verte. — Elle est ordinairement accompagnée d'un état fébrile. Donner un peu de calomel, de l'acide lactique.

Dans la plupart des cas, on soumettra l'enfant à la diète relative, c'est-à-dire on espace les tétées. Le lait sera bouilli avec soin.

Antiseptie la plus grande du biberon.

Diarrhée grave.—Choléra infantile.—Début brusque, vomissements, diarrhée, fièvre ; l'algidité succède ensuite. (Ne pas confondre avec troubles digestifs intenses).

Diète absolue, eau albumineuse, thé, toniques, quinquina.

Donner la potion suivante par cuillerée à café :

Elixir parégorique X gouttes; acide lactique, 2; sirop simple, 15; eau, 55.

Dans la période de collapsus, bains chauds, frictions, boules d'eau chaude, potions alcooliques.

Diarrhée du sevrage. — Léger purgatif, potion à l'acide lactique comme ci-dessus.

CONSTIPATION

Fréquente chez les enfants au sein.

Lavements froids, huile de foie de morue, sirop de rhubarbe.

MÉNINGITE TUBERCULEUSE

Début insidieux, agitation, cris pendant le sommeil, mouvements convulsifs, amaigrissement; puis, vomissements, convulsions, constipation légère, cris, insomnie, rougeur et pâleur, gémissement, fièvre, photophobie.

Traitement.—Bromure de potassium, bains, glace contre les vomissements.

Pulvériser sur la tête le chloréthyle Bengué.

AFFECTIONS DES VOIES RESPIRATOIRES

Coriza. — Lavages à l'eau boriquée, poudre de salol.

Bronchite aigue. — Quinte de toux, dyspnée légère, respiration bruyante. — Vomitif si l'enfant est vigoureux.

Potion suivante par cuillerée à café : Oximel scillitique, 10; alcoolature d'aconit : Gtt. nº X ; sirop de Tolu, 30.

Broncho-Pneumonie. — Alimentation lactée pure, cataplasmes sinapisés, ventouses sèches, pas de vésicatoires, rarement des vomitifs. Si l'enfant est affaibli, potion à l'extrait de quinquina, un peu de quinine.

Convulsions. — Desserrer vêtements, aération, sinapismes, lavement purgatif. Faire respirer un peu de chloroforme. Vermifuges quelquefois.

Coqueluche. — Voir *Mémorial thérapeutique*.

Gourme-Eczéma.— Cataplasmes de fécule; glycérolé d'amidon. Faire usage du sirop iodo-tannique phosphaté du Dr Bengué.

Impétigo. — Croûtes de la tête. (Voir *Hygiène et affections de la peau*).

Vaccine. — Tenir les enfants à la chambre. Lotions d'eau boriquée; quelquefois légers cataplasmes.

FORMULAIRE DE L'ENFANCE

Lavement : 60 gr. pour les deux premières années, 100 gr. pour la troisième année; 200 gr. après cinq ans.

Ne pas mettre de vésicatoires.

Bain tiède à 33° : excellent, il est calmant, antipyrétique. Durée, 10 minutes; friction en sortant et envelopper d'une couverture de flanelle.

Purgatifs. — Donner de l'huile de ricin, de la magnésie, le calomel à la dose de 0,15 à 0,25 avant deux ans, pris en deux fois à jeun à une heure d'intervalle.

Astringents antidiarrhéitiques. — 1° Rathania, 0,50 à 1 gr.; 2° potion à l'acide lactique : acide lactique, 2; sirop de mûres, 15; eau distillée, 05; essence menthe, 2 gouttes.

Une cuillerée à café toutes les heures.

Vomitifs. — Poudre d'ipéca, avant un an, 0,30; après un an, 0,50; après deux ans, 1 gr.

Médicaments calmants. — Toux, convulsions, insomnies.

Teinture d'aconit, X gouttes; sirop de codéine, 6 gr.; sirop d'oranger, 25 gr.; eau distillée, 90.

Une cuillerée à café toutes les heures.

Médicaments nervins. — Antispasmodiques, convulsions, coqueluche.

Bromure de sodium, 2 gr.; teinture jusquiame, VI gouttes; sirop d'oranger, 30 gr.; eau distillée, 60.

Une cuillerée à café d'heure en heure.

Collutoires. — Inflammation de la bouche. — Borate de soude, 3; chlorate de potasse, 3; miel rosat, 10.

Toniques. — Sirop de quinquina. Huile de foie de morue. Sirop iodo-tannique phosphaté Bengué.

VERS

Santonine, 0,02 à 0,05 centigrammes selon l'âge.

Médicaments dangereux : Opium et acide phénique.

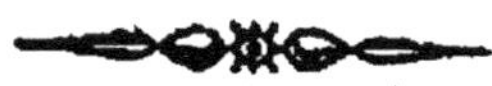

QUATRIÈME PARTIE

PRODUITS HYGIÉNIQUES

DENTS. — CHEVEUX. — PEAU

Etre utile, voilà surtout ce que nous avons cherché en composant nos produits hygiéniques. Nous avons joint l'agréable à l'utile, *utile dulci*, toutes les fois que cela nous a été possible sans nuire à l'efficacité du produit. Les connaissances actuelles de la science sur l'antiseptie, sur la physiologie des médicaments, les nombreuses découvertes qui ont rénové la thérapeutique nous ont servi de guide pour la composition de nos préparations. Un certain nombre de formules ont été empruntées au livre du Dr Monin (Hygiène de la beauté), et à celui du Dr Brocq, médecin à Saint-Louis. (Traitement des maladies de la peau.)

BOUCHE ET DENTS

FÉTIDITÉ DE LA BOUCHE

S'assurer que la mauvaise odeur vient bien de la bouche, qu'on n'a affaire ni à l'ozène ni à la fétidité de l'haleine;

dans le premier cas l'odeur est perceptible lorsque la bouche est fermée, dans le second elle augmente pendant l'expiration.

La fétidité correspond à la décomposition des débris alimentaires restés dans les interstices dentaires et favorisés par l'acidité de la salive, à des gingivites, à de la carie.

Les indications causales sont les suivantes : nettoyer sérieusement la bouche matin et soir après chaque repas.

Prévenir ou traiter les inflammations gingivales, remédier aux accidents septiques en soignant les dents atteintes de carie. Faire enlever le tartre.

Faire usage tous les jours de l'élixir dentifrice du Dr Bengué dont les propriétés antiseptiques rendront la fraîcheur à l'haleine.

CARIE DENTAIRE

Les causes déterminantes de la carie sont les fermentations intrabuccales et les parasites de la bouche. La carie dentaire présente quatre degrés :

1° Altération de l'émail ;

2° Altération plus profonde atteignant l'ivoire ;

3° La carie atteint la pulpe ;

4° La pulpe est détruite.

Dans les deux premiers cas, enlever les parties détruites et protéger les tissus transparents.

Quand la pulpe est à nu, elle s'enflamme, de là les douleurs d'odontalgie.

L'inflammation se propage au périoste alvéolo dentaire, les crises sont plus fortes.

Protéger la pulpe par la méthode dite de coiffage, ou enlever la dent.

Pour calmer les douleurs de dents, employer le chloréthyle du Dr Bengué qui donne un soulagement immédiat.

Fluxions. — Les fluxions sont des tuméfactions de la face accompagnant une poussée d'odontalgie. C'est une congestion œdémateuse correspondant à la formation du pus.

Lorsqu'il est sorti spontanément ou artificiellement, la fluxion se dissipe.

Les névralgies d'origine dentaire qui sont les plus nombreuses, sont immédiatement calmées par le chlorétyle Bengué.

Contre la périostite chronique badigeonner la gencive matin et soir avec le mélange suivant :

Teinture d'iode et aconit *a a* 4 ; chloroforme et teinture de Benjoin *a a* 1 gr.

Pour nettoyer les dents faire usage de la poudre dentifrice de craie camphrée.

HYGIÈNE DE LA CHEVELURE

Avant tout il faut que le cuir chevelu soit propre. Chez l'enfant, si les croûtes sont épaisses les ramollir avec de l'huile d'amandes douces, puis laver la tête avec une décoction de bois de Panama.

Chez les adultes laver la tête deux à trois fois seulement par semaine avec de l'eau du savon ou une décoction de bois de Panama. Sécher ensuite avec soin les cheveux. Quand on a terminé, mettre autant que possible sur le cuir chevelu, sans trop toucher les cheveux, une petite quantité d'huile d'amandes douces.

Alopécies diverses

Les alopécies sont divisées au point de vue étiologique en deux grands groupes.

Les alopécies qui dépendent d'un état physiologique ou d'un état morbide général ou aigu.

Les maladies qui dépendent d'une maladie locale du cuir chevelu.

PREMIER GROUPE

Alopécie sénile

Alopécie prématurée survenant chez des personnes jeunes sans lésions apparentes.

Alopécies survenant pendant la convalescence de maladies

aiguës (fièvre typhoïde, scarlatine, variole, chlorose et anémie.)

Alopécie arthritique. Alopécie syphilitique.

TRAITEMENT. — Dans l'alopécie sénile et l'alopécie prématurée commençant ordinairement par le vertex sous forme de tonsure.

Faire des frictions tous les matins avec la mixture philocome du Dr Bengué dont les propriétés stimulantes réveillent la vitalité des glandes

Eviter les excès vénériens, intellectuels.

Dans les alopécies des pyrexies et des cachexies.

Traiter avant tout l'état général.

Le vin tonique de Baumé est le meilleur des reconstituants.

Sur le cuir chevelu, faire de légers savonnages soit avec une décoction de bois de Panama, soit avec trois jaunes d'œufs battus dans 500 gr. d'eau de chaux.

Sécher ensuite avec soin avec des linges chauds.

Puis tous les jours faire des frictions avec la mixture philocome du Dr Bengué.

Si les cheveux sont trop secs on peut employer la pommade suivante :

Vaseline blanche, 40 gr. ; huile de ricin, 20 ; acide gallique, 3 ; essence de lavande, gouttes no 15.

Dans l'alopécie syphilitique couper ras les cheveux.

Faire usage tous les matins de la mixture philocome du Dr Bengué.

Le soir mettre la pommade suivante :

Acide salicylique, 5 gr. ; soufre, 10 gr. ; lanoline et vaseline, *a a* 50 gr

DEUXIÈME GROUPE

Alopécies causées par une maladie locale du cuir chevelu

L'affection qui est la cause la plus fréquente de la chute des cheveux est la séborrhée (pellicules de la tête).

La séborrhée est une affection caractérisée par des troubles de sécrétion des glandes de la peau dont le produit mélangé à des squames épidermiques se concrète à la surface des téguments ou les recouvre d'un enduit huileux.

On distingue les séborrhées sèches qui donnent ce qu'on appelle les pellicules, connues encore sous le nom de pytiriasis.

Les séborrhées concrètes qui donnent lieu à des croûtes molles et graisseuses.

Les séborrhées huileuses dans lesquelles les téguments sont toujours recouverts d'un enduit huileux.

TRAITEMENT GÉNÉRAL. — Exercices en plein air. Surveiller les digestions. En cas de constipation, faire usage de la poudre végétale du Dr Bengué.

Eviter les excès de toutes sortes. Les personnes sujettes à avoir froid aux pieds, feront des frictions sur les membres inférieurs avec une flanelle imbibée d'eau de Cologne.

Aux anémiques et chlorétiques on donnera les pilules toniques amères du Dr Bengué.

TRAITEMENT LOCAL. — Séborrhée sèche.

Savonnages fréquents. Faire tous les matins des frictions avec la mixture philocomo du Dr Bengué.

Le soir en se couchant mettre de temps en temps de la pommade suivante :

Soufre, 6 gr. ; beurre cacao, 10 gr. ; huile de ricin, 50 gr.; baume Pérou, 1 gr.

Dans le cas de sécrétion huileuse du cuir chevelu :

Lavages avec de l'eau boratée. Frictions le matin avec la mixture philocome.

IMPÉTIGO

On désigne ainsi la formation de croûtes jaunes volumineuses principalement à la figure et au cuir chevelu. L'impétigo s'observe surtout chez les enfants, les adolescents, les jeunes gens blonds à tempérament lymphatique.

TRAITEMENT INTERNE. — Faire usage du sirop iodotannique phosphaté du Dr Bengué.

TRAITEMENT LOCAL. — Pour détacher les croûtes faire des

cataplasmes de fécule. Quand les croûtes sont tombées, mettre de la pommade suivante :

Vaseline, 30 gr. ; oxyde zinc, 2 ; acide borique, 2 gr.

MALADIES PARASITAIRES DU CUIR CHEVELU

PELADE. — Chute des cheveux ordinairement par plaques. Le cuir dénudé est blanc et lisse.

Couper les cheveux courts.

Frictions tous les matins avec la mixture philocome du Dr Bengué.

Prendre des pilules dépuratives du Dr Bengué.

SYCOSIS (FOLLICULITE)

C'est l'inflammation des follicules pileux. Des croûtes se forment à la base des poils, surtout à la barbe.

Couper les poils aussi ras que possible.

Détacher les croûtes avec des cataplasmes.

Puis mettre de la pommade à l'oxyde de zinc et à l'acide borique.

TEIGNE TONDANTE. — FAVUS ET TRICOPHYTIC

Raser les cheveux et appliquer des pommades à l'huile de cade et au naphtol.

EPILATOIRE

Chaux vive, 10 gr. ; sulfhydrate de soude, 2 ; amidon, 10.

Délayer dans un peu d'eau et étaler sur les poils que l'on veut détruire.

Tous les épilatoires laissent intacte la racine des poils.

Par l'électrolyse on arrive aujourd'hui à détruire les racines.

PEAU. — VISAGE. — HYGIÈNE

Lotionner une à deux fois par jour les parties découvertes.

Tous les huit jours un bain général.

Pour raffermir les chairs, faire des lotions froides avec de l'eau bouillie, sur les bras, les épaules, la poitrine. Ajouter à l'eau du lait virginal ou de l'eau de Cologne.

Si la peau est sèche ou squameuse, faire de temps en temps des onctions de glycérolé d'amidon; si elle est grasse, huileuse, la savonner une à deux fois par semaine avec du savon au goudron.

Les personnes qui veulent conserver un teint frais, rosé, qui voudront retarder l'apparition des rides, devront :

1° Ne pas s'exposer au froid vif, au vent violent, au soleil, au vent de la mer.

2° Eviter le froid aux pieds, ne pas porter des corsets serrés qui font refluer le sang au visage et empêchent la digestion de se faire.

3° Entretenir la liberté du ventre. Contre la constipation faire usage de la poudre végétale Bengué.

Contre les mauvaises digestions faire usage des cachets digestifs du Dr Bengué.

Eviter les veilles, les excès de toutes sortes, les émotions fortes.

COSMÉTIQUES POUR LE VISAGE

Dans l'eau de toilette mettre un filet de lait virginal.

Ne jamais employer la poudre de riz des parfumeurs. Elle rend la peau sèche, rugueuse, inégale.

N'employez que la poudre de riz pure.

Le Dr Monin, dans son livre sur l'Hygiène de la beauté, donne les formules suivantes :

Vaseline blanche, 20 ; huile d'olives, 20 ; sous-nitrate bismuth, 4 ; essence romarin, 10 gouttes.

Mettre tous les jours un peu de cette pommade sur la peau et poudrer avec de la poudre de riz absolument pure.

RUGOSITÉS DE LA PEAU

On peut employer le glycérolé d'amidon ou mieux la pommade du Dr Bengué pour adoucir la peau.

On peut également faire des lotions avec le mélange suivant :

Eau de roses, 1 litre ; glycérine pure, 50 ; borax, 10.

TACHES DE ROUSSEUR. — LENTIGO. — POINTS NOIRS

Lentigo. — Cette affection est constituée par des taches pigmentaires le plus souvent arrondies ou ovalaires et qui envahissent surtout le visage, le cou et les mains. Les personnes rousses en ont plus fréquemment.

L'action du vent, du froid et surtout du soleil, produit la pigmentation connue sous le nom de hâle.

On fera disparaître les taches de rousseur avec le traitement suivant :

Appliquer pendant la nuit de l'emplâtre de vigo.

Matin et soir lotions avec la solution suivante :

Sublimé corrosif, 0,20 ; émulsion d'amandes, 100 gr.

Pendant le jour mettre la pommade suivante :

Vaseline, 20 ; bismuth, 2 ; oxyde de zinc, 2.

On peut également essayer l'eau oxygénée qui souvent suffit à faire disparaître les taches de rousseur.

COSMÉTIQUES POUR LES MAINS

Les personnes qui ont les mains rouges ou qui s'exposent au froid feront usage de la pommade adoucissante de la peau, à base de lanoline, salol et menthol.

GERÇURES DES MAINS

Surviennent surtout pendant l'hiver principalement chez ceux qui touchent des liquides irritants.

On les trouve encore aux seins et aux lèvres.

Pour les mains on mettra de la pommade suivante :

Vaseline, 30; oxyde de zinc, 4, ou mieux la pommade du Dr Bengué contre les rugosités, gerçures de la peau.

Pour les gerçures du sein, après chaque tétée, lotions avec de l'eau boriquée.

Employer la pommade suivante :

Lanoline, 30; salol, 4 : oxyde de zinc, 2.

ENGELURES

Si les engelures ne sont pas ulcérées, on les guérira rapidement avec la mixture contre les engelures, du Dr Bengué.

Si elles sont ulcérées, les envelopper de feuilles de noyer ramollies dans l'eau.

Employer le liniment oléo-calcaire additionné de 0,50 0|0 d'acide phenique.

Aux lymphatiques, sirop iodotannique phosphaté du Dr Bengué.

PITYRIASIS DE LA PEAU

DARTRES FURFURACÉES, VOLANTES, FARINEUSES

Le pityriasis est une affection cutanée, caractérisée par une fine desquamation, il forme les pellicules au cuir chevelu, à la face, il forme les dartres furfuracées, les dartres farineuses, les dartres volantes.

Elles sont fréquentes chez les enfants, les jeunes gens et les jeunes femmes, surtout au printemps et à l'automne.

Traitement. — Prendre des pilules dépuratives du Dr Bengué.

Employer la pommade suivante :

Borax, 0,50; oxyde de zinc, 4 gr.; vaseline, 30; teinture de Benjoin, 1 gr.

AFFECTIONS DES GLANDES SUDORIPARES

Exagération de la sueur, soit aux pieds, soit aux mains.

On appelle Bromidrore la sécrétion d'une sueur à odeur désagréable.

TRAITEMENT INTERNE. — Surveiller les fonctions digestives.

Lavages matin et soir avec de l'eau boratée ou bien avec le mélange suivant :

Naphtol, 5 ; glycérine, 10 ; alcool, 100.

Saupoudrer ensuite avec la poudre suivante :

Acide salicylique, 3 ; Amidon, 10 ; talc, 87.

CORS. — DURILLONS. — VERRUES

Guérison en trois jours par l'emploi de l'anticors indien.

ERYTHÈMES DE LA PEAU

INTERTRIGO. — Affection très fréquente due au contact prolongé des surfaces cutanées entre lesquelles la sueur séjourne et s'altère.

Il siège par conséquent au niveau des plis de la peau.

On le rencontre surtout chez les personnes grasses et qui suent beaucoup.

Saupoudrer avec la poudre suivante :

Talc et oxyde de zinc, *aa* 30 gr.

ACNÉ VULGAIRE

Affection de la face et des parties antérieures et postérieures du thorax, caractérisée par des papules rouges dont le sommet se recouvre le plus souvent de pustules.

ETIOLOGIE. — On distingue l'acné des strumeux et l'acné des arthritiques.

L'acné se produit surtout de 14 à 24 ans, au moment du développement et du maximum d'activité des organes génitaux. Chez les jeunes filles, les poussées d'acné sont souvent en relation directe avec les époques menstruelles.

Fréquemment aussi l'acné est en relation directe avec les troubles digestifs, il existe souvent avec la dyspepsie et la dilatation d'estomac.

Traitement. — *Régime.* S'abstenir de café, eau-de-vie, liqueurs, vin pur, viande de porc, gibiers, salaisons, aliments épicés et fromages salés.

Traitement interne. — Pilules dépuratives du Dr Bengué.

S'il y a des troubles dyspeptiques, faire usage des cachets digestifs du Dr Bengué, ou bien de cachets de naphtol et magnésie. S'il y a de la constipation, laxatifs de temps en temps. Poudre végétale laxative Bengué.

Eviter le froid aux pieds. Frictions tous les jours sur les membres inférieurs avec de l'eau de Cologne.

Traitement local. — Matin et soir lotions avec de l'eau aussi chaude que possible, additionnée d'un peu d'eau de Cologne. Puis passer sur les points atteints de la tarlatane imbibée d'alcool camphré

On fera également usage avec succès de la pommade suivante :

Acide salicylique, 0,50 ; borax, 1 gr ; oxyde de zinc, 3 gr.; vaseline, 50 gr.

Aux personnes strumeuses faibles, on fera prendre le sirop iodo-tannique phosphaté du Dr Bengué.

ACNÉ ROSACÉ. — COUPEROSE

La couperose consiste en une congestion, d'abord passagère, puis continue, de certaines régions de la face (nez, joue, menton, front).

Dans sa première période, couperose congestive. Elle ne se produit que par moments, surtout après les repas; dans la seconde, couperose variqueuse; elle existe à l'état permanent et s'accompagne de dilatation des petits vaisseaux.

L'alcoolisme, les troubles utérins y prédisposent.

Traitement. — Régulariser les fonctions digestives.

Cachets digestifs du Dr Bengué. Eau de Vichy. Pilules dépuratives du Dr Bengué. Ranimer la circulation des membres inférieurs par des frictions.

Traitement local. — Se laver avec de l'eau très chaude.

Mettre le soir en se couchant de la pommade suivante :

Teinture de benjoin, 15 gouttes ; acide salicylique, 0,25 ; borax, 1 gr.; oxyde de zinc, 3 gr.; vaseline, 30 gr.

ACNÉ PAR RÉTENTION. — COMÉDONS

Saillies de petit volume avec un point noir central. La pression en fait sortir la matière sébacée sous la forme d'un cylindre vermiforme.

Savonner avec du savon noir ou bien lotions simples avec de l'eau de Cologne ou le mélange suivant :

Eau de roses, 10 ; alcool, 10 ; glycérine, 10 ; borax, 10.

ECZÉMA

C'est une dermatose essentiellement prurigineuse qui, dans sa forme aiguë, typique, se caractérise par la production de rougeurs diffuses recouvertes de vésicules éphémères.

A la rupture des vésicules succède un suintement plus ou moins prolongé.

L'eczéma est aigu ou chronique.

L'eczéma chronique est le plus fréquent.

Au cuir chevelu il se confond souvent avec la sébhorrée, l'impétigo des enfants.

Chez les strumeux, il se localise souvent au nez, aux paupières, à la lèvre supérieure, aux oreilles, à la barbe, et se confond avec le sycosis. L'eczéma se rencontre aussi au scrotum, à l'anus (chez les arthritiques), aux plis articulaires, aux jambes.

Traitement. — Dans l'eczéma aigu, on prendra de l'eau de Vichy, des pilules dépuratives du Dr Bengué, ou bien le sirop composé suivant :

Benzoate de soude, 2 ; bi-carbonate de soude, 10 ; sirop de fumeterre, 200 ; sirop de gentiane, 200.

3 à 4 cuillerées par jour.

Aux scrofuleux, on fera prendre du sirop iodo-tannique phosphaté du Dr Bengué.

Comme tisanes, on peut prendre : pensées sauvages, fumeterre, saponaire, houblon.

Régime. S'abstenir de café, thé, liqueurs, vin pur, charcuterie, fromage salé, coquilles, moules, crustacés.

Régulariser les fonctions digestives.

TRAITEMENT LOCAL. — L'eczéma aigu, caractérisé par de la rougeur du derme, du suintement, doit être traité par des calmants.

Cataplasmes d'amidon, de fécule. Saupoudrer avec la poudre suivante :

Oxyde de zinc, 10 gr.; sous-nitrate de bismuth, 10 gr.; amidon, 30 gr..

On peut faire également des pommades avec lanoline, oxyde de zinc et bismuth.

LICHEN

Parmi les diverses variétés de lichen, une seule a une importance pratique.

Il est caractérisé par des papules miliaires, sensiblement égales entre elles, plus ou moins prurigineuses, donnant au toucher une sensation comparable à celle que fait éprouver la peau de chagrin.

Leur surface se recouvre de fines squames. La coloration est d'un rouge terne, un peu pâle et livide.

Ces placards prurigineux siègent surtout au cou, à la face externe des membres et au périnée.

Le lichen simplex se développe surtout chez les personnes nerveuses et chez des arthritiques, des goutteux.

TRAITEMENT. — Poudre laxative végétale Bengué en cas de constipation.

Pilules dépuratives du Dr Bengué.

Aux névropathes, donner du bromure.

Chez les sujets lymphatiques, faire usage du sirop iodotannique phosphaté du Dr Bengué.

TRAITEMENT EXTERNE. — Si le lichen est irrité, calmer avec des cataplasmes.

Mettre de la pommade suivante :

Oxyde de zinc, 2 ; sous-nitrate de bismuth, 2; vaseline, 30.

Si les démangeaisons sont vives, faire des lotions aussi chaudes que possible, ou bien avec la solution suivante :

Eau de camomille, 200; eau de laurier, 1,50; Chloral, 5.

HERPÈS

Affection vésiculeuse caractérisée par de petites vésicules qui sont ensuite remplacées par des croûtelles jaunâtres; l'herpès labial est le plus fréquent. Tantôt symptomatique (pneumonie, embarras gastrique, grippe). Tantôt primitif et accompagné d'un peu de fièvre.

Traitement. — Pommade boriquée ou à l'oxyde de zinc.

PSORIASIS

Caractérisé par des squames blanches, sèches, épaisses, stratifiées, adhérentes, reposant sur des papules rouge brun

Régime. Eviter les aliments et boissons irritantes.

Traitement interne. — Faire usage des eaux de Vichy, des pilules dépuratives du Dr Bengué.

Traitement externe. — Nettoyer les placards avec du savon noir ou du savon de goudron.

Le psoriasis étant décapé, le frictionner matin et soir avec la pommade suivante :

Huile de cade vraie, 15; Glycérolé d'amidon, 90.

Pour le psoriaris du cuir chevelu, employer des pommades au goudron.

Se procurer un vêtement de flanelle qu'on garde pendant toute la durée du traitement.

URTICAIRE. — PRURIT

Eruption médicamenteuse. L'urticaire est caractérisé par

des plaques saillantes, blanches au centre et d'un rouge plus ou moins vif à la périphérie.

Elles ressemblent à des piqûres d'ortie, s'accompagnent de sensations de prurit ou, mieux, de brûlure, de cuisson, de chaleur.

ETIOLOGIE. — Aliments : charcuterie, salaisons, poisson, crustacés, fraises, framboises, champignons. Melon, thé, café.

Médicaments balsamiques, opiacés, quinine, etc.

Affections cutanées. L'urticaire complique plusieurs dermatoses.

Enfin on rencontre l'urticaire dans la dyspepsie, maladies des reins, l'hystérie, l'arthritisme.

TRAITEMENT. — *Régime :* Régime lacté le plus possible. Viandes blanches, légumes verts. Eau de Vichy.

TRAITEMENT INTERNE. — Cachets : Bromure de potassium, 0,50 ; salicylate de soude, 0,20 ; bi-carbonate de soude, 0,25 (pour un). En prendre 3 par jour. Poudre laxative Bengué.

TRAITEMENT EXTERNE. — Vêtements flottants. Lotions d'eau de camomille additionnées d'eau blanche et saupoudrer avec la poudre suivante : oxyde de zinc, sous-nitrate de bismuth, amidon, *aa* 5 gr.

Si le prurit est interne, employer la pommade suivante : acide phénique, 1 ; acide tartrique, 1 ; lanoline, 30 ; vaseline, 30.

PRURIT

Trouble fonctionnel des nerfs produisant des démangeaisons sans lésions apparentes. Il se manifeste sous forme d'accès.

Les arthritiques nerveux, les rhumatisants y sont prédisposés.

On distingue le prurit d'hiver, qui apparaît pendant les froids.

Le prurit des vieillards

Le prurit généralisé, qui existe aussi bien en été qu'en hiver.

Le prurit de l'anus, de la vulve; le prurit du nez.

Dans le diabète, l'ictère, le mal de Bright, les dyspepsies, il y a souvent des poussées de prurit.

Traitement interne. — S'abstenir de tabac, café, thé, liqueurs, charcuterie, poissons, crustacés, épices, fromages fermentés.

Faire usage de l'eau de Vichy et des pilules dépuratives du Dr Bengué.

Traitement externe. — Lotions au chloral camphré. Lotions au sublimé. Saupoudrer ensuite avec la poudre suivante :

Salicylate de bismuth, 4 gr.; amidon, 36 gr.

La pommade suivante donne aussi de bons résultats :

Menthol, 0,20; lanoline, 15 gr.

Enfin, tout récemment, des pulvérisations avec du chlorure d'éthyle m'ont donné un soulagement immédiat.

CINQUIÈME PARTIE

HYGIÈNE ALIMENTAIRE

On donne le nom d'aliment à toute substance de quelque origine que ce soit qui, introduite dans l'organisme vivant, peut servir à la nutrition ; l'alimentation sera l'association méthodique et raisonnée de ces divers aliments.

Les éléments de ces aliments se divisent d'abord en principes organiques et inorganiques.

Les principes organiques se divisent en aliments azotés et non azotés ; les principes inorganiques en éléments salins et eau.

ALIMENTS AZOTÉS

Les substances albuminoïdes constituent la base des aliments azotés.

Ces substances sont changées par le suc gastrique en peptones.

Se basant sur cette transformation stomacale on a voulu favoriser la nutrition par l'emploi des peptones, mais ces préparations n'ont pas donné de bons résultats et nous engageons les malades à laisser de côté toutes les préparations de peptone soit vins, élixirs, poudres, etc.

Au lieu de favoriser la digestion stomacale, elles la ralentissent. (Dujardin-Beaumetz, Traité d'hygiène alimentaire.)

SUBSTANCES ORGANIQUES NON AZOTÉES

On les divise en hydrate carbonés (amidons, sucre, gomme) et graisses neutres (beurre, graisses, huiles).

Ces substances se changent en glycose sous l'influence de la salive et du suc pancréatique, et sous cette forme pénètrent dans le sang.

Une grande partie de cette glycose est brûlée, une autre se fixe au foie et forme le glycogène.

Les graisses émulsionnées entrent dans le sang et chaque individu les transforme.

La plus grande partie de la graisse est emmagasinée dans l'économie.

PRINCIPES INORGANIQUES

Le chlorure de sodium est surtout nécessaire et facilite les fonctions de nutrition.

Les phosphates viennent ensuite.

L'eau est absolument nécessaire dans l'alimentation.

ALIMENTS COMPLETS

On désigne ainsi des aliments qui suffisent à eux seuls à la nutrition.

Pour l'homme il n'y a que le lait; les œufs sont un aliment complet pour l'oiseau, incomplet pour l'homme.

Le fromage, résultat de la fermentation du lait, contient une notable quantité d'azote, de graisses et sels.

Le lait est un constipant et un diurétique, un régulateur de l'acidité du suc gastrique.

Régime lacté. — 3 litres par jour, un verre toutes les heures ; le lait peut être pris ou bouilli ou froid ; on peut, selon les circonstances, le couper avec de l'eau de Vichy.

Pour vaincre le dégoût de certains malades, on peut l'aromatiser avec de l'essence d'anis, de café, de kirsch, etc.

Indications du régime lacté. — Affections du cœur, néphrites, ulcères de l'estomac, gastrites, diarrhées chroniques.

Des œufs. — L'œuf est un aliment nourrissant mais incomplet ; l'œuf très cuit est un aliment indigeste, celui qui l'est à peine est rapidement digéré et demande peu de travail à l'estomac.

Le lait de poule consiste à émulsionner deux jaunes d'œufs dans de l'eau bouillante que l'on aromatise avec de l'eau de fleurs d'oranger.

ALIMENTS AZOTÉS

Viandes. — La digestibilité d'une viande dépend de sa texture et de la cohésion des éléments, d'où la viande crue ou cuite en pulpe est plus digestible : la viande d'animal jeune l'est plus que celle de l'animal adulte ; la plus digestible est l'agneau, puis le mouton, le veau, le bœuf, le porc.

Par rapport à leur valeur nutritive la viande de chevreuil et celle de cheval occupent le premier rang.

Viande crue. — Elle est peut-être plus nutritive mais moins digestible.

L'arome des viandes cuites excite plus facilement l'appétit. Toutefois la viande crue est encore souvent ordonnée. On râpe la viande avec un couteau ou bien on la hache très finement, on la mélange soit avec du tapioca léger, soit avec du bouillon, soit avec des œufs brouillés, de la purée de pommes de terre.

Poudre de viande. — La poudre de viande est bien inférieure comme valeur nutritive à la viande fraîche ; de plus elle répugne au goût et il faut user d'artifices pour la faire accepter, on la mélange avec du lait et du kirch, ou du chocolat au lait, aussi nous ne croyons pas devoir en conseiller l'usage.

Bouillon. — Le bouillon n'est pas nourrissant, mais il active la sécrétion du suc gastrique et facilite la digestion des aliments.

La viande est de 1 kil. pour 4 litres d'eau avec 10 gr. de sel et 400 gr. de légumes ; la cuisson doit être lente et à feu très doux.

Sang. — Le sang a été recommandé comme un aliment très nourrissant. Il est utile dans l'anémie et les convalescences.

Les Tartares pratiquent fréquemment à leurs chevaux des saignées incapables de porter atteinte à la santé de ces animaux et avalent leur sang qu'ils ont recueilli.

Poissons. — Se rapprochent beaucoup des viandes comme valeur nutritive.

Les poissons à chair blanche (sole, merlan, truite) sont plus digestibles que les poissons à chair jaune ou grasse, qui sont plus nourrissants (saumon, anguille).

L'huitre est un aliment fort digestible, mais peu nutritif.

Moule, moins nourrissant et plus lourd, beaucoup contiennent un poison qui produit des accidents gastro-intestinaux avec œdème et urticaire.

L'escargot est plus azoté que les huitres.

Crustacés, écrevisse, homard, langouste. — Ils sont très nourrissants, mais très indigestes et favorisent dans une certaine mesure l'apparition de l'urticaire.

ALIMENTS VÉGÉTAUX

La farine de maïs est plus nourrissante que celle de blé.

La farine d'avoine est très riche en matière azotée.

Lentille. — Elle occupe le premier rang comme valeur nutritive, elle contient une grande quantité de fer.

Viennent ensuite les haricots, les fèves, les pommes de terre.

Légumes herbacés. — Moins nourrissants que les légumes féculents ; les choux, cressons, asperges, truffes sont nutritifs mais à disgestion difficile.

La laitue, chicorée, épinards, haricots verts, petits pois, carotte, betteraves, potiron sont des végétaux surtout aqueux ; ils contiennent beaucoup de sels de potasse.

L'oseille, la tomate contiennent de l'acide oxalique.

Fruits. — Ils contiennent des acides (tartrique, malique) et des sels de chaux. Par le sucre qu'ils renferment ils servent aussi à la nutrition.

ALIMENTS GRAS

Huiles, graisses, beurres, très nutritifs, mais indigestes.

L'huile de foie de morue est depuis longtemps ordonnée comme aliment reconstituant ; il faut la donner au moment des repas à la dose de 1 à 2 cuillerées avant le repas.

Le beurre est un excellent aliment gras recommandé surtout chez les personnes affaiblies et amaigries.

DES BOISSONS

L'eau est absolument nécessaire à l'alimentation ; l'eau est diurétique.

Les eaux minérales de table (St-Galmier, Condillac, Kouzan), etc., sont très pures et par l'acide carbonique qu'elles renferment calment l'estomac et régularisent la digestion.

L'eau de seltz artificielle n'offre pas les mêmes avantages.

Boissons alcooliques. — Vins, liqueurs contiennent 15 0/0 d'alcool. On les utilise dans les maladies fébriles.

Vins rouges, par le tannin qu'ils contiennent, sont toniques.

Vins blancs diurétiques par excellence.

Vins mousseux, ils calment et endorment l'estomac.

Dans les vomissements le champagne frappé est indiqué.

Cidres poirés. — 5 à 6 0/0 d'alcool ; le cidre doux renferme moins d'alcool. Diurétiques comme le vin blanc.

Bières, alcool 3 à 7 0/0. — Diurétique, la bière contient un ferment, la maltine, qui est adjuvente dans la digestion ; la bière engraisse.

Eau-de-vie. — Alcool. — L'alcool irrite l'estomac, il exagère l'acidité du suc gastrique.

A dose non toxique, l'alcool est un aliment d'épargne antithermique.

Apéritif. — Leur action apéritive n'existe pas. Ils entravent la sécrétion gastrique.

RATION ALIMENTAIRE

La ration du soldat français en temps de paix est la suivante :

Pain, 1,000 gr. ; viande, 300 gr. ; légumes frais, 100 gr. ; légumes secs, 30 gr.

RÉGIMES DE L'OBÉSITÉ

Réduction des boissons. Repousser les aliments trop aqueux, réduction à leur minimum des féculents. Défense absolue de la pâtisserie, pain très léger ; le malade doit peser tous ses aliments et se limiter aux poids suivants :

Premier déjeuner à 8 heures : 25 gr. de pain ; 50 gr. de viande froide (jambon ou autre), 200 gr. de thé léger sans sucre.

Deuxième déjeuner à midi : 50 gr. de pain ; 100 gr. de viande ou 2 œufs ; 100 gr. de légumes verts ; 15 gr. de fromage, fruits à discrétion.

Dîner à 3 heures : pas de soupe, 50 gr. de pain ; 100 gr.

de viande ou ragoût; 100 gr. de légumes verts; salade; 15 gr. de fromage, fruits à discrétion.

Purgations répétées; exercices corporels, massages. Bains de vapeur (Dujardin-Beaumetz).

RÉGIME ALIMENTAIRE DE LA GOUTTE

Viandes, surtout viandes blanches, pas de gibier, œufs, poissons, mollusques et crustacés modérément.

Aliments gras avec ménagement, pas de fromages trop avancés.

Légumes. — Tous permis, excepté l'oseille et les tomates. Peu de pain, remplacer le pain par la pomme de terre. Fruits tous bons.

Boissons. — Vin blanc léger, ni liqueurs ni bière, cidre favorable, peu de café, pas de thé. Eau de Contrexeville.

Frictions, massages, bains aromatiques.

RÉGIME ALIMENTAIRE DU DIABÈTE (Bouchardat).

Aliments permis. — Potages gras aux légumes, aux choux, pas de navets ni carottes.

Défendus. — Potages au pain, au lait.

Viandes. — Toutes permises.

Graisses. — Toutes permises.

Féculents. — Tous interdits. Remplacer le pain par le pain de gluten ou la pomme de terre.

Sucre. — Tous défendus.

Fruits. — Tous défendus.

Boissons. — Vin coupé avec des eaux alcalines. Usage très modéré des alcools et des liqueurs, défense du lait

Gymnastique, massage, hydrothérapie.

RÉGIME DANS L'ALBUMINURIE

Pas de viandes. L'alimentation se compose de féculents, des légumes, des fruits, des graisses et du lait.

Boissons. — Lait, eaux alcalines. Ni alcool ni liqueurs.

RÉGIME ALIMENTAIRE DANS LES AFFECTIONS DE L'ESTOMAC ET DE L'INTESTIN

Ulcère de l'estomac. — Régime lacté exclusif, eau de Vichy.

Catarrhe chronique de l'estomac. — Régime lacté exclusif. Sel de Vichy.

Dilatation de l'estomac. — 300 gr. de boisson à chaque repas, sept heures entre les deux principaux repas; pas de soupe liquide, pas de fruits; nourriture exclusive avec les viandes rôties, les œufs et les légumes.

RÉGIME ALIMENTAIRE DANS LES DYSPEPSIES

1° *Dyspepsie par défaut de secrétion du suc gastrique.* — Donner des substances peptogènes, pain grillé, bouillon, viande, limonade à l'acide chlorhydrique. Comme le vin augmente l'acidité du suc gastrique, on peut le permettre;

2° *Dyspepsie par exagération du suc gastrique.* — Régime purement végétal composé d'œufs, de féculents, de légumes et de fruits.

Les féculents seront à l'état de purée.

Les fruits doivent être pris en compote, excepté le raisin.

Pas de vin pur, bière légère ou lait.

RÉGIME ALIMENTAIRE DANS LA CONSTIPATION

Régime végétarien, pain d'épice, de son, fruits, pruneaux, graine de lin, raisin, peu de viande.

RÉGIME ALIMENTAIRE DANS LA DIARRHÉE

Lait. Régime lacté *exclusif* ; puis donner de la viande crue. Ceinture de flanelle.

Les propriétés constipantes du lait sont augmentées par l'addition de l'eau de chaux.

RÉGIME ALIMENTAIRE DANS LES MALADIES FÉBRILES

Lait, bouillon, limonade.

L'alcool doit être employé dans les formes adynamiques des fièvres, âges extrêmes de la vie ; habitudes alcooliques.

SIXIÈME PARTIE

ÉTUDE DES MÉDICAMENTS

GRANDES MÉDICATIONS

Nous ne passerons pas en revue tous les médicaments : leur liste devient de plus en plus grande ; nous nous contenterons de parler de ceux dont l'action et l'efficacité ont été bien reconnues. Nous avons cru devoir spécialiser un certain nombre de médicaments qu'on ne trouve pas toujours dans le commerce ou qui exigent une préparation délicate. M. le Dr Bengué, pharmacien de première classe, 34, rue La Bruyère, a bien voulu se charger de spécialiser nos formules.

MÉDICATION ANTISEPTIQUE

Acide borique. — Antiseptique faible, ni irritant, ni toxique, ni caustique. Pris à l'intérieur, il ne produit pas de troubles digestifs.

Usages.— Eau boriquée 4 gr. d'acide p.100 d'eau bouillie ; Vaseline boriquée, 4 pour 30. Le borate de soude est employé en collutoires et gargarismes.

Acide phénique.—Antiseptique irritant, caustique, toxique.

Solution faible 10 gr. pour 1000 (plaies) ; pommade phéniquée, 2 gr. pour 30 vaseline. — Solution forte d'acide phénique, 50 pour 1000; huile phéniquée, 10 pour 100 d'huile.

Salol. — Antiseptique externe et intestinal.

A l'état de poudre sur les plaies, gerçures, etc,; à l'intérieur, en cachets à la dose de 3 gr. par jour.

• *Naphtol.* — Antiseptique intestinal puissant.

Naphtol, 0,25 à 0,50 en cachets.

L'*Aseptol Doré-Paris*, préparé d'après notre formule réalise toutes les conditions d'un puissant antiseptique sans avoir la mauvaise odeur de l'acide phénique.

Nous recommandons l'emploi de l'Aseptol-Doré dans les lavages des plaies, lotions, irrigations et généralement dans les pansements de toute nature. Par ses propriétés antiseptiques et légèrement astringentes, il convient admirablement aux organes de la femme qui ont besoin d'être soumis à des soins hygiéniques. Une cuillerée à bouche pour 1|2 lit. d'eau pour injections. — Prix du flacon, 2 francs.

MÉDICATION DE LA DOULEUR

Affections du système nerveux.

Les médicaments qui agissent contre la douleur sont nombreux. Au premier rang il faut placer l'opium et ses diverses préparations ; viennent ensuite l'antipyrine, l'exalgine, la cocaïne. Mais l'emploi de ces médicaments est loin d'être sans danger, et l'on peut dire que leurs inconvénients balancent presque les avantages que l'on en retire.

Le froid est reconnu depuis longtemps comme un moyen sûr d'agir sur la douleur ; il agit sur les tissus énergiquement et instantanément.

Le chlorétyle Bengué permet d'obtenir un froid très intense ; aussi donne-t-il des résultats merveilleux dans presque toutes les sortes de douleurs ; il fait disparaître comme par enchantement les migraines, névralgies frontales, faciales, dentaires, intercostales (points de côté névralgiques, pleurodymie, pneumonie), lombaires (lumbago), ovariennes, sciatiques, les douleurs rhumatismales.

Le chlorétyle Bengué est également employé avec succès contre les douleurs de l'ataxie locomotrice, les hyperestésies diverses, les coliques de plomb, coliques hépatiques, coliques néphrétiques, la peritonite, la gastralgie, l'orchite ; dans les affections pruogineuses : zona, prurigo.

Les dyspnées d'origine nerveuse, asthme, angine de poitrine sont également soulagées par l'emploi du chlorétyle.

Le chlorétyle bout à + 10°. Cette volatilité en rendait l'emploi presque impossible. Le Dr Bengué, pharmacien, 34, rue La Bruyère, a eu l'ingénieuse idée de mettre ce liquide dans des ampoules en verre terminées par un orifice capillaire ; une plaque obturatrice, qui se visse sur une douille métallique, ferme cet orifice. Pour employer le chlorétyle, il suffit de dévisser la petite plaque obturatrice et de maintenir l'ampoule dans sa main. La chaleur de la main fait échapper le liquide en un jet très fin que l'on dirige sur la partie douloureuse où il s'évapore instantanément. La douleur disparaît au bout d'une demi-minute à nne minute.

Le chlorétyle Bengué n'est pas seulement employé pour calmer les nevralgies, migraines, les médecins l'emploient pour faire sans douleur des petites opérations de chirurgie : incisions d'abcès, furoncles, panaris, extraction de corps étrangers, percement d'oreille.

Les dentistes utilisent déjà les propriétés anesthésiques du chlorétyle pour l'extraction des dents, et les résultats obtenus sont excellents.

Prix du chlorétyle Bengué : 3 fr. 50 l'ampoule (franco, par la poste).

CHLORODIA

(Chloral, polybromures, codéine et eau de laurier).

Si contre les douleurs d'origine périphérique le médecin

trouve dans le chlorétyle Bengué un remède puissant, il n'en est pas de même contre les douleurs qui ont pour origine les centres nerveux. Nous avons donc cherché un médicament qui viendrait compléter l'arsenal thérapeutique contre la douleur. Après de nombreuses expériences, nous avons donné la préférence à une formule souvent employée par un des plus illustres et des plus sympathiques médecins des hôpitaux. Cette formule composée de chloral, polybromures, codéine et eau de laurier-cerise, est connue d'un grand nombre de médecins, et tous ont pu en constater l'efficacité.

La seule modification que nous avons fait subir à cette formule consiste à masquer le goût désagréable des substances qui la composent. Par une heureuse association des amers, nous sommes parvenus à donner à ce médicament un goût presque agréable qui le font très bien accepter et digérer par tous les malades. Les médecins et les malades nous sauront gré de cette amélioration.

L'efficacité du chlorodia est certaine et rapide dans toutes les maladies produites par l'excitation nerveuse, c'est l'hypnotique par excellence; il procure un sommeil calme, qui n'est pas suivi de fatigue.

Son usage est indiqué dans les affections suivantes : alcoolisme, aliénation mentale, asthme, ataxie, bronchite, céphalalgie, chorée, convulsions, délire, troubles nerveux d'origine gastrique, dyspnées, épilepsie, hystérie sous toutes ses formes, insomnie, mal de mer, migraine, névralgie, sciatique, tétanos, tic douloureux, vomissements nerveux.

En un mot, le chlorodia donne au médecin une arme infaillible pour triompher des deux symptômes qu'il a le plus souvent à combattre : les douleurs et l'excitation nerveuse.

Mode d'emploi : chez l'adulte, deux à quatre cuillerées à bouche, d'heure en heure, pur ou dans un peu d'eau ; chez les enfants deux à quatre cuillerées à café à un heure d'intervalle également suivant l'âge.

MÉDICATION TONIQUE

Pilules toniques amères du Dr Bengué.

Ces pilules, grâce à une heureuse association des principes amers au quinquina et au fer (tartrate ferrico-potassique), reconnu par tous les médecins comme le plus assimilable des ferrugineux, constituent le remède le plus efficace contre l'anémie, la chlorose (pâles couleurs), les palpitations, la leucorrhée (pertes blanches).

Le fer seul donne souvent des échecs, et plus d'un anémique s'est demandé avec découragement, après plusieurs semaines de traitement, s'il avait obtenu une amelioration quelconque.

Cet insuccès est dû à ce que l'estomac des anémiques est particulièrement affaibli, particulièrement paresseux. L'appétit est diminué, la digestion est difficile. Il est donc nécessaire de remedier à l'atonie de l'estomac, d'exciter et de réveiller sa vitalité. Ce résultat est obtenu par l'association des amers aux ferrugineux ; c'est cette association qui fait la supériorité incontestable des pilules toniques amères Bengué.

L'actions de ces pilules est appréciable au bout de peu de jours de traitement; l'appétit augmente sensiblement; la digestion devient plus active.

Vin de Baumé. — Le vin de Baumé convient plus particulièrement aux personnes dont l'estomac est très délicat par suite de maladies ou d'excès de fatigue.

Un vin généreux, les principes toniques des gouttes amères de Baumé; les phosphates les plus assimilables entrent dans sa composition. Par une heureuse association de ces diverses substances, nous avons obtenu un excellent produit très agréable à prendre et qui est accepté par les malades les plus difficiles.

Le vin de Baumé s'adresse à tous les âges, à l'enfant comme au vieillard. C'est un tonique qui convient aux enfants d'une constitution chétive dont la croissance est pénible. Les femmes dont la menstruation est irrégulière ne tarderont pas à voir le sang prendre son cours naturel en faisant usage de ce vin, et les migraines, les vertiges, les palpitations, l'irritabilité nerveuse disparaîtront avec la cause qui les provoquait.

Dose pour un cuillerée à bouche ou un verre à liqueur, avant les repas.

Prix du flacon : 4 francs.

Huile de foie de morue aristolée Duthil.— S'il est inutile de parler des propriétés merveilleuse de l'huile de foie de morue comme médicament reconstituant, il est bon de se rappeler que si les effets qu'on attend le médecin ne sont pas justifiés, c'est qu'on n'emploie pas toujours une huile de foie de morue pure et naturelle. L'huile de foie de morue que nous importons directement d'Islande répond aux conditions exigées. Elle est plus active que les huiles blanches de Norwège, appauvries par leur épuration.

Aux propriétés toniques et reconstituantes de l'huile de foie de morue nous avons heureusement associé les propriétés antiseptiques de l'aristol. Ce produit, comme son étymologie l'indique, est le plus puissant antiseptique des composés organiques. Son énergie microbicide est évidente si l'on considère qu'il est composé d'iode et de thymol, substances éminemment antiseptiques.

M. Nadaud, dans le mémoire sur l'aristol, lu par M. Hérard à l'Académie de médecine, donne les conclusions suivantes :

1o L'aristol, introduit dans l'économie par la voie hypodermique, n'est aucunement toxique ;

2o L'élimination se fait en partie par la respiration ;

3o L'aristol agit comme antiseptique et comme modificateur de la nutrition ;

4o Ses effets sont très prompts et commencent à s'accuser dès le sixième ou le septième jour de traitement par une diminution de la toux et la suppression des sueurs nocturnes ;

5o Après vingt à vingt-cinq jours de traitement, on constate ordinairement une augmentation de poids des malades.

Ces résultats thérapeutiques ont été confirmés par les heureux effets obtenus à l'hôpital de Berk, où de nombreux enfants ont été traités par l'huile de foie de morue aristolée.

Les lésions de la scrofule, du lymphatisme sont rapidement améliorées ; la nutrition est stimulée, l'embonpoint revient, les adénites disparaissent.

Prix du demi-litre : 3 francs 50.

MÉDICATION DÉPURATIVE

Pilules dépuratives du Dr Bengué. — Ces pilules dépuratives du sang, rafraîchissantes, sont employées avec succès contre les maladies de la peau du visage, congestion de la face, rougeurs, eczéma, furoncles, contre les douleurs rhumatismales et goutteuses et contre les maladies du foie.

Prix du flacon : 2 fr. 50.

Sirop iodo-tannique phosphaté du Dr Bengué. — Ce sirop convient particulièrement aux enfants ; c'est le meilleur tonique et dépuratif du jeune âge. Il remplace l'huile de foie de morue pendant les chaleurs et est supérieur au sirop d'iodure de fer et au sirop de raifort iodé.

Employé avec grand succès pour faciliter la croissance, combattre les engorgements ganglionnaires, le lymphatisme, les blépharites ciliaires, les maladies de la peau, la gourme, les toux persistantes.

D'un goût agréable, il est très bien accepté et toléré par les enfants.

Mode d'emploi : Avant les repas deux fois par jour, une cuillerée à café pour les enfants en bas âge, une cuillerée à entremets pour les autres.

Prix du flacon : 3 francs.

Pharmacie Bengué, 34, rue La Bruyère, Paris.

MÉDICATION PURGATIVE

Poudre laxative végétale du Dr Bengué. — Traitement de la constipation.

La constipation est extrêmement commune, surtout chez les personnes qui ont des occupations sédentaires. Une nourriture trop échauffante, les écarts de régime, la négligence que l'on met trop souvent à se présenter à la garde-robe sont autant de causes qui la produisent.

Bien qu'on ne puisse la considérer comme une maladie, la constipation exerce sur l'état général une influence des plus fâcheuses. Pour ne citer que les conséquences les plus apparentes, rappelons que les personnes habituellement constipées sont sujettes aux maux de tête, souvent accompagnés de douleurs de ventre, troubles de la digestion, perte d'appétit, inappétence au travail intellectuel, mélancolie, hémorroïdes.

Ce ne sont là que les inconvénients les moins sérieux de la constipation. A la suite de cette irrégularité des fonctions se développent lentement des maladies graves (affections du foie, des intestins), si difficiles à guérir et qu'il serait facile d'éviter en suivant le traitement que nous indiquons.

Les moyens souvent employés pour combattre la constipation consistent en purgatifs et en lavements.

Cette méthode donne en apparence de bons résultats, mais elle n'est pas exempte d'inconvénients et l'on s'aperçoit bientôt de son insuffisance.

Les lavements facilitent, il est vrai, momentanément la liberté du ventre, mais ils présentent le grave inconvénient d'amollir la tunique intestinale et d'être ainsi une cause d'atonie ou d'anémie; ils constituent de plus une désagréable sujétion.

Les purgatifs ont des conséquences non moins défavorables, leur emploi répété produit dans l'appareil digestif une excitation passagère suivie d'une inflammation permanente.

La majeure partie des substances employées comme purgatif n'agissent qu'en irritant la muqueuse intestinale.

La poudre laxative végétale Bengué, uniquement composée de substances végétales, laxatives et dépuratives, a le grand avantage de ne renfermer aucun produit capable de donner de l'inflammation.

Son action est à la fois douce et certaine et elle présente ce grand avantage, c'est d'arriver à la régularité de la fonction, sans qu'il soit nécessaire de la continuer.

Mode d'emploi :

Une cuillerée à entremets le soir en se couchant, délayée dans un demi-verre d'eau.

Prix du flacon : 2 fr. 50.

MÉDICATION DES VOIES RESPIRATOIRES

Pilules balsamiques Bengué.

Ces pilules, à base de créosote, tolu, benjoin, et eucalyptol, donnent les meilleurs résultats dans les rhumes, bronchites, catarrhes, phtysie.

Elles adoucissent l'irritation de la gorge, rendent l'expectoration franche et facile et calment les toux violentes et quinteuses.

Prix du flacon : 3 fr.

MÉDICATION DES VOIES DIGESTIVES

Cachets digestifs du Dr Bengué. — Ces cachets à base de poudres antiseptiques et amères excitent l'appétit, développent les forces, combattent efficacement les dypsepsies atoniques.

Les divers accidents concomittants des affections de l'estomac, tels que renvois, flatuosités, gaz, éructations disparaissent promptement par l'emploi de ces cachets.

Dans les crises douloureuses faire usage de la potion suivante :

Eau chloroformée, 150 ; Elixir parégorique, 10 ; eau de fleurs d'oranger, 30.—Une cuillerée à bouche, tous les quarts d'heure.

QUELQUES CONSEILS

Sur les préparations usuelles de Médecine domestique et sur l'Hygiène

BAINS. — Le bain est l'immersion plus ou moins prolongée du corps ou d'une partie du corps dans un milieu liquide, solide ou gazeux. Le bain liquide est le bain proprement dit. Il est généralement composé d'eau pure ou contenant en suspension ou en solution diverses substances; — la durée moyenne des bains est de 20 à 30 minutes; la température des bains doit être de 25° à 30°. A la sortie du bain, il faut éviter avec le plus grand soin un brusque refroidissement.

Bain froid. Le bain est dit froid quand la température de l'eau est au-dessous de 25°. Il doit être court. Il ne faut se baigner que trois heures au moins après un repas copieux; un bouillon, une tasse de lait, de café, de chocolat n'ont aucun inconvénient. Se plonger très rapidement dans l'eau froide.

Le bain de mer est tonique et excitant; il doit être court, 10 minutes environ, excepté pour les baigneurs aguerris qui peuvent rester plus longtemps. Il faut nager ou se mouvoir; les bains de mer sont recommandés aux anémiques, lymphatiques, scrofuleux; ils sont prescrits aux vieillards et aux individus atteints des voies respiratoires et circulatoires.

Formules de quelques bains médicaux.

Bain alcalin : Carbonate de soude, 250 gr.

Bain de Vichy : Bi-carbonate de soude, 500 gr.

Bain sulfureux : Sulfure de potasse, 100 gr.

Il doit être pris dans une baignoire en bois ou émaillée.

Bain de mer : 3 kilos de sel ordinaire.

Bain d'amidon : 250 gr. d'amidon.

Bain de son : Son, 1 kilo.

Faire bouillir 10 minutes le son dans 5 à 6 litres d'eau et mélanger avec le bain.

Bain gélatineux : Gélatine, 50 gr.

Bain de tilleul : 1 kilo de tilleul.

Bain de pieds sinapisé : 150 gr. de farine de moutarde.

Délayer dans trois litres d'eau froide et verser dans le bain préparé à la température convenable.

Injections. — On entend par injections l'introduction d'un liquide médicamenteux dans certains canaux ou dans différentes cavités.

Injections utérines. — Faire usage soit de l'irrigateur ou mieux d'appareils spéciaux dits injecteurs.

Pour les injections d'hygiène quotidienne employer l'eau boriquée; une cuillerée à soupe par 1/2 litre d'eau.

Lavements. — C'est l'injection dans le rectum (à l'aide d'un appareil spécial, seringue, irrigateur) d'eau pure ou d'un liquide médicamenteux.

Lavement émollient. — Se prépare avec de l'amidon qu'on délaye dans l'eau froide et qu'on mélange ensuite avec de l'eau chaude.

Lavement purgatif. — Follicules sené, 10 gr.; sulfate de soude, 15 gr.; eau, 250 gr.

Lavement calmant. — 5 à 10 gouttes de laudanum.

Lavement calmant au chloral. — Chloral, 3 gr.; jaune d'œuf, n° 1 ; eau distillée, 250 gr.

Lavement vermifuge. — 5 à 10 gr. de semencontra en infusion.

Chez l'enfant les lavements doivent être donnés avec 60 gr. ou 100 gr. d'eau ou plus selon l'âge.

CATAPLASMES. — Délayer de la farine de lin ou de la fécule de pomme de terre dans de l'eau et faire bouillir; la pâte est ensuite mise entre deux linges; la température ordinaire est de 30° à 35°.

Le cataplasme ne doit pas rester plus de 6 heures en place; sinon il aigrit et devient irritant.

Les cataplasmes employés trop chauds déterminent souvent de petits boutons.

SINAPISME. — Mélanger de la farine de moutarde avec de l'eau froide ou tiède de manière à obtenir une pâte assez consistante ou bien employer le sinapisme Rigollot que l'on trempe dans l'eau froide.

Le laisser en place 10 minutes à 1/4 d'heure. Se baser pour l'enlever non sur la rougeur, mais sur la douleur qu'il produit, le retirer quand le malade l'a suffisamment senti; laver ensuite la place avec de l'eau tiède et l'essuyer avec un linge sec.

CATAPLASME SINAPISÉ. — Saupoudrer le cataplasme avec de la farine de moutarde. On peut laisser le cataplasme sinapisé pendant 20 à 30 minutes.

VÉSICATOIRE. — Le laisser en place de 8 à 12 heures, chez les enfants, de 4 à 6 heures.

Percer les phlyctènes sans les déchirer pour évacuer le liquide et graisser avec de la vaseline boriquée étendue sur un linge fin ou du papier brouillard, recouvrir de ouate.

Au bout de 4 à 5 jours la cicatrisation est faite.

SANGSUES. — Bien nettoyer la place où on veut les appliquer.

Si les sangsues ne tombent pas naturellement, on ne doit

pas les arracher de leur morsure; quelques gouttes d'eau salée suffisent pour leur faire lâcher prise.

Si le sang ne s'arrête pas de lui-même, recourir à la compression avec de l'amadou, ou bien saupoudrer d'alun.

Ventouses. — Faire brûler un brin de coton dans l'intérieur de la ventouse et l'appliquer promptement; la laisser en place 2 à 3 minutes.

Vin de Bau'né.

Prix du flacon : 4 francs.

Huile de foie de morue aristolée. — Prix : 3 francs 50.

Dépuratifs

Pilules dépuratives Bengué. — Prix : 3 francs.

Sirop iodo-tannique phosphaté du Dr Bengué. — Prix : 3 fr.

Purgatifs

Poudre végétale laxative Bengué. — Prix : 2 francs 50.

Voies respiratoires

Pilules balsamiques Bengué.—Rhumes, bronchites, catarrhes,
Prix : 3 francs.

Voies digestives

Cachets digestifs Bengué. — Prix des 20 cachets : 2 francs.

Voies urinaires

Capsules antiseptiques Bengué.—Salol et copahu.—Prix : 5 fr.

Produits hygiéniques

Elixir antiseptique et dentifrice. — Prix 4 fr.

Mixture philocome (chute chevelure). — 2 fr. 50.

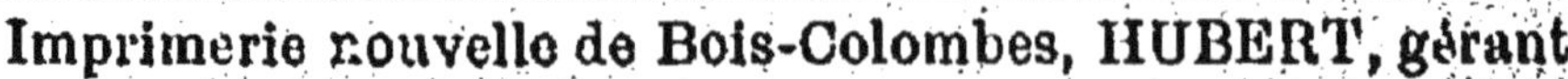

Imprimerie nouvelle de Bois-Colombes, HUBERT, gérant

TABLE DES MATIÈRES

PREMIÈRE PARTIE

DEUXIÈME PARTIE

TROISIÈME PARTIE

QUATRIÈME PARTIE

CINQUIÈME PARTIE

SIXIÈME PARTIE

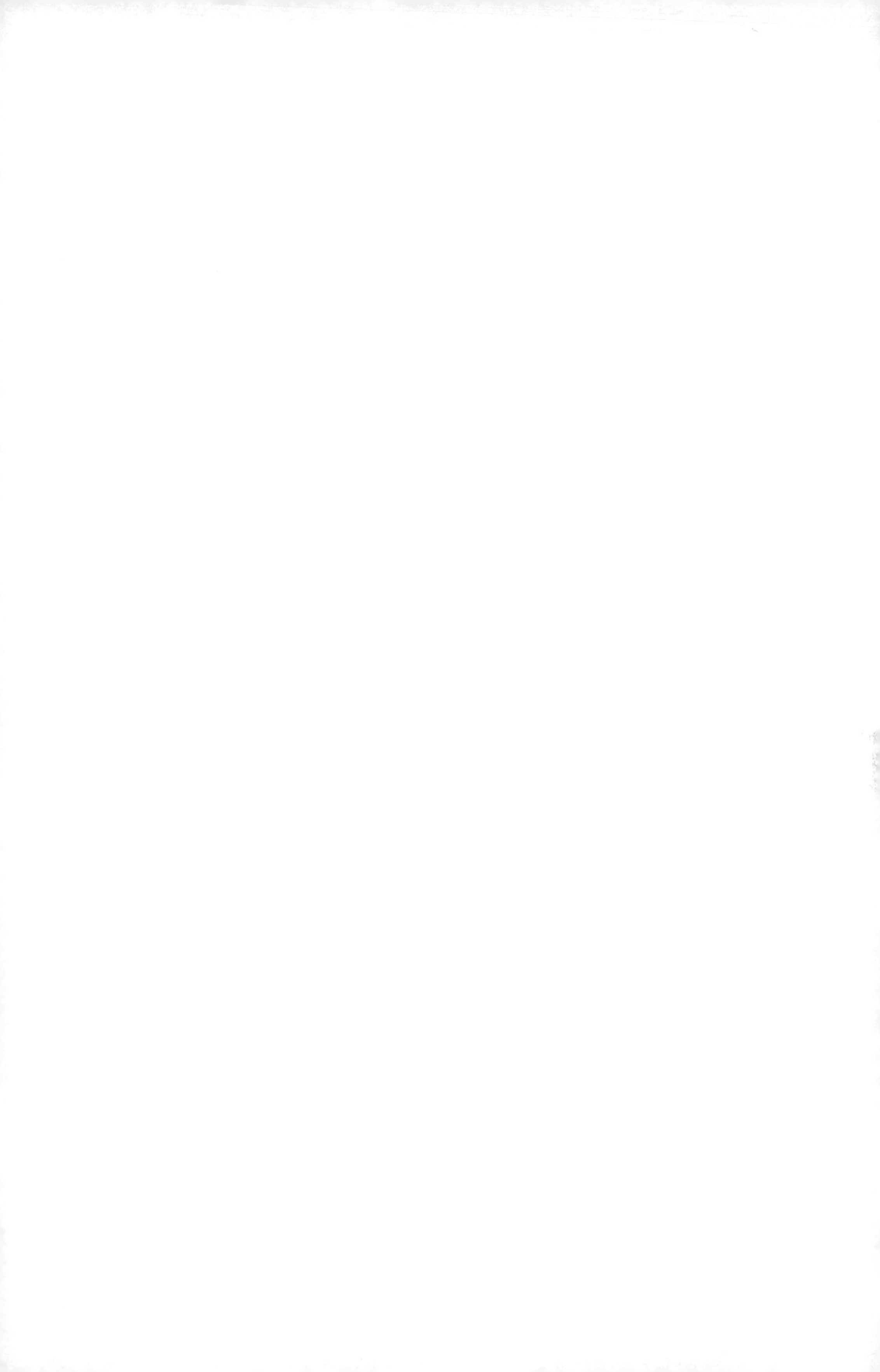

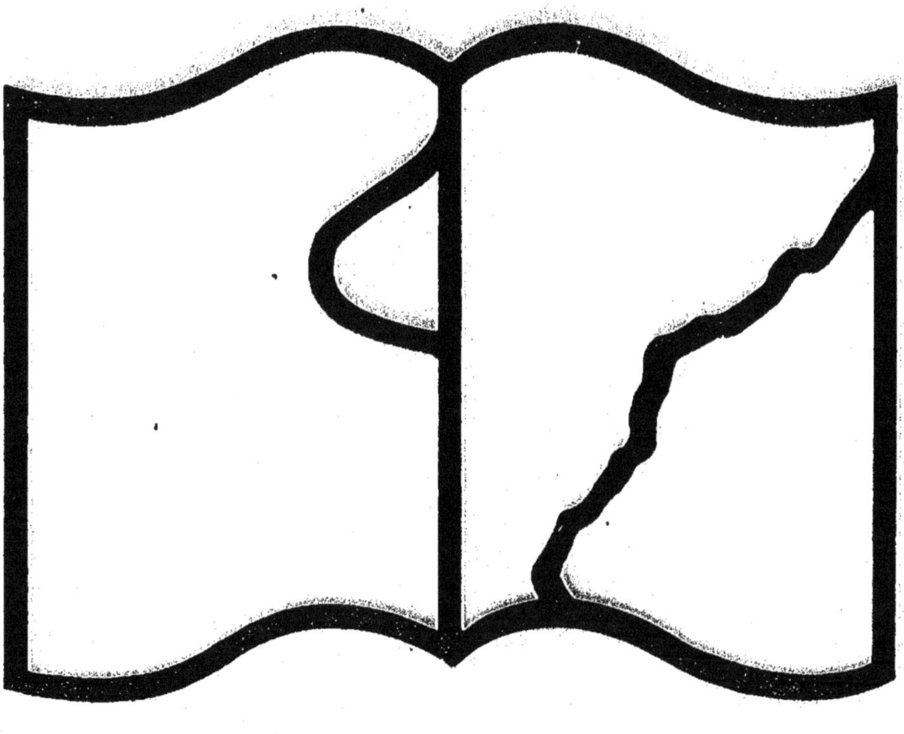